ウェルネスの視点に

JN029117

母性

看護過程

第4版

太田 操 編著

医歯薬出版株式会社

編 集

太田　操　福島県立医科大学別科助産学専攻　別科長・教授

執　筆（五十音順）

枝村　浩江　元 福島県立医科大学看護学部　助教

太田　操　編集に同じ

齋藤　喜美　助産師

佐藤恵美子　元 福島県立医科大学看護学部　講師

鈴木　妙子　福島県立医科大学看護学部　助教

箆伊久美子　元 日本医療科学大学保健医療学部　教授

渡邉　一代　福島学院大学福祉学部　教授

渡邉まどか　福島県立医科大学看護学部　助教

This book is originally published in Japanese
under the title of :

WELLNESS-NO SHITEN-NI-MOTOZUKU
BOSEI KANGO KATEI
(Maternal Nursing Process grounded on
Wellness Nursing)

Editor :
OTA, Misao
　Professor, Fukushima Medical University

© 2005　1st ed.
© 2024　4th ed.

ISHIYAKU PUBLISHERS, INC.
　7-10, Honkomagome 1 chome, Bunkyo-ku,
　Tokyo 113-8612, Japan

はじめに

　2005年に本書の初版を刊行して以来，約20年の長きにわたり多くの皆さまに本書をご活用いただいたことに心より感謝する．当時，「ウェルネス看護診断」に焦点をあてた書籍が国内にはほとんど見当たらず，それならば自分たちで出版しようと執筆に取りかかった経緯がある．ゆえに初版は，ウェルネスの概念そのものを伝えるための記述に力を注いだ．また，母性看護学の中核であるマタニティサイクル各期の事例を提示し，ウェルネス志向での看護過程を実際にどのように展開していくかがイメージできるよう工夫した．

　従来の看護過程の考え方は，問題解決的アプローチが主流であった．しかし，看護は必ずしも問題を解決するためだけのものではない．とりわけ，妊産婦のように病気ではない人，あるいは異常に移行しやすいリスクを抱えつつも正常経過を維持している人を対象とすることが多い母性看護学分野では，"健康な人にも看護の必要性がある"というウェルネス志向への転換が必須であった．今日ではこのウェルネス志向は母性看護学の基本的な考え方として浸透し，問題点のみならず，その人のもつ強みにも着目し，ケアの対象を全人的に捉える志向へとつながっている．この流れは，他領域の看護学においても取り入れられるようになり，看護は健康な人をも対象とすることを再認識するきっかけになったといえる．同時に，疾患等をもった人にもウェルネス志向は適応できることが証明されたと考えている．

　今回の第4版は，装丁も含めてのリニューアル版である．ウェルネスの基本的な考え方に変更はないが，対象を捉えるうえでの新たな考え方や多様性に関する記述の充実を図った．

　第1章では，看護診断の優先順位の検討において採用されることの多い「マズローの基本的欲求段階説」について，実際にはこの理論だけでは説明できない場面もありうることを追記した．第2章では，アセスメントに影響を及ぼす看護者自身の価値観を客観的に見つめ直すための視点として，「ジェンダーにおけるダブルスタンダード」など新たなトピックを盛り込んだ．本書の中心をなす第3章の事例展開においては，ウェルネス志向を意識するあまり，ポジティブ志向に陥っていないかを今一度検証し，対象を"ありのままに"診断することを意識した看護診断となるよう，看護診断リストの一部および統合図を見直した．

　これからも本書が，母性看護学を学ぶ学生の皆さまや学生の教育に携わる方々に長くご活用いただけることを願っている．

　最後に，本改訂にあたりサポートしてくださった医歯薬出版編集部に深く感謝する．

2023年　秋

太田　操

CONTENTS

第2章
ウェルネス看護診断

太田　操　19

2　ウェルネス看護診断の特徴と意義　　27

3　ウェルネス看護診断の実際　　31

4 新生児の事例展開　　　　　　　　　　　　　　　　　　　　125

＜第 3 章の事例展開について＞

・「アセスメント項目と診断に必要な視点」は独自の枠組みを作成しています．
・関連図は省略しています．
・各事例の「看護診断リスト」の下に列挙した「条件」は，その診断が導き出された因子を表わします．
　看護診断の関連因子と混同しないよう「条件」としています．
・看護診断から看護介入を導き出すため，その看護診断に至った背景や状況を「統合図」として図解しています．
・「統合図」および「看護介入」は，正常事例では看護診断リストのなかから 1 つを選択，その他の事例では
　優先度の高いものを 1 つ選択して展開しています．

本文デザイン・装丁：ISSHIKI ／イラスト：パント大吉

第 1 章

看護過程とは

1 看護過程の概念

看護過程の基本的な考え方

1) 看護過程の定義

「看護過程」とは，科学的根拠に基づいた思考とケアとを展開する看護のプロセスを意味する．看護過程という枠組みで看護を展開することによって，看護者は対象の状態やニーズに合わせた形で，看護の知識および技術を用いてケアを適切に実施することが可能となり，同時に対象の個別性を尊重した質の高いケアが提供できるのである．つまり，看護過程は，看護師が専門職であることを証明する独自の枠組みである．

日本看護科学学会看護学学術用語検討委員会は，看護過程を表 1-1[1] のように定義している．この定義にある "看護の知識体系と経験" に基づく看護とは，看護学という学問をベースに，対象の状況を理論的に分析し，科学的根拠に基づく看護独自の技術を用いたケ

アと解釈できる．ケアにおける主体はあくまでも対象であり，この対象にとって看護者の判断や提供した技術がどう生かされたのかを継続的に点検・評価しながら進めることが重要となる．それゆえ，看護過程を展開する看護者には，専門職としての知識・技術・人間尊重の態度が求められる．

2) 問題解決的アプローチから始まった看護過程

看護過程は，問題解決のためのプロセスであり，問題解決技法であるともいわれる．最初に看護過程を提唱したといわれるユラ（Yura HP）とウォルシュ（Walsh MB）は，「看護過程は論理的で，データに基づいた問題解決的アプローチである」[2] と述べている．

国内の看護過程に関する書物も，そのほとんどが問題解決過程として記述されている．つまり，看護過程は，対象が抱える何らかの問題を解決するために，経験だけに頼った看護をするのではなく，科学的根拠に

表 1-1　看護過程の定義

看護実践を看護者が行う看護の過程（プロセス）とする捉え方であり，大別して，科学的な問題解決法を応用した思考過程の筋道という意味で用いられている場合と，看護者と看護の受け手との相互作用のプロセスという意味で用いられている場合がある．（中略）

一つめの科学的な問題解決法を応用した思考過程の筋道としての看護過程は，5 つのステップ（アセスメント，看護診断 [問題の明確化]，計画立案，実施，評価）に分けられている場合が多く，これらのステップは互いに関連して動的に循環してらせん状に進む．看護の知識体系と経験に基づいて，人々の健康上の問題を見極め，最適かつ個別的な看護を提供するための組織的・系統的な看護実践方法の一つであり，看護理論を看護実践へつなぐ．（中略）

これに対し，二つめの相互作用プロセスとしての看護過程は，相手と自己との関係の中で生じるコミュニケーション，ケアのプロセス，ケアリングなど，全体論的（holistic）な看護を論じる文脈の中で用いられている．看護診断，クリティカル・シンキング，看護技術との関連の中で，問題解決法を応用した思考の筋道という意味が広く普及しているが，必ずしもその意味でないこともあり，状況や文脈の中で理解する必要がある．

（日本看護科学学会：第 13・14 期看護学学術用語検討委員会報告書．日本看護科学学会，2019[1] より引用）

表 1-2　**看護過程の 5 つのステップ**

1	アセスメント	観察・情報収集，情報の整理，分析・解釈，統合
2	診　断	（統合），看護診断
3	計　画	目標設定（期待される成果），看護計画立案
4	実　施	看護計画の実施・実践
5	評　価	成果に対する達成度，各ステップの評価

基づく理論的枠組みに従った看護展開を行うことを意味する．

　このように，理論的枠組みに則って系統的に手順・段取りが想定されていく一連の流れを「思考プロセス」という．看護の視点から情報を収集し，今何が問題なのかを洗い出し，その問題を解決するための必須条件を明確化し，目標を設定し，ケア計画を立て，計画に沿って実践する．

　この手順こそ問題解決的アプローチであり，看護過程は，まさしくこのプロセスから始まったのである．

3）看護過程＝問題解決過程とは限らない

　ただし，看護過程は必ずしも問題を解決するためだけのものではない．看護過程は問題解決的技法を用いて，対象のおかれている状況や健康状態などを的確に把握し，必要なケアを展開する思考プロセスおよび実践プロセスではある．しかし，「第 2 章　ウェルネス看護診断」で述べるとおり，看護の対象が「ウェルネス（良好）」な状態であっても看護の必要性は存在する．看護過程は，問題解決的アプローチと同じ手順をふむが，単なる問題解決過程にとどまらないのである．

　看護は，対象の問題を見つけ，それを解決するためだけに存在するのではない．看護過程の思考プロセスの根底には，問題を解決するだけでなく，対象を全人的に捉え，客観的に分析することで，その状況に応じたケアを提供するという発想がある．

　それゆえ看護過程とは，対象の抱える問題を解決するだけでなく，対象の状態を把握し，そのニーズや価値観をも明らかにし，優先順位に沿って科学的に看護

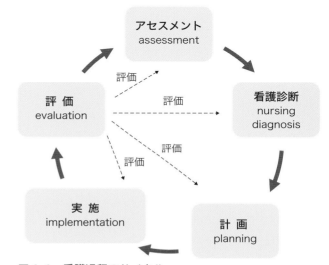

図 1-1　**看護過程のサイクル**

ケアを計画立案し，実施し，評価するという理論的根拠に基づいた思考プロセスかつその実践体系であるといえる．

看護過程の展開
——5 つのステップ

　看護過程は，観察・情報収集→情報の整理→分析・解釈→統合→看護診断→目標設定→看護計画の立案→実施・実践→評価の連続である．これらは，看護を実践するための手順であり，5 つのステップに整理できる（表 1-2，図 1-1）．

看護過程のステップ1は，「観察・情報収集」「情報の整理」「分析・解釈」「統合」をひとまとめにして「アセスメント」とし，ステップ2以降は「看護診断」「計画」「実施」「評価」と続き，全部で5つのステップで構成される．

それぞれのステップは，1回限りの一方向に進む直線的な進行ではなく，互いに関連しながら循環して展開するため，すべてのステップにおいて評価が必要となる（図1-1）．

ステップ1——アセスメント

対象者の健康に関する情報を収集し，整理し，査定するステップである．

一般的にアセスメントとは，「査定」や「事前評価」を指し，対象に及ぼす影響の範囲やその程度を事前に予測・評価し，査定することを意味する．そのため，看護過程におけるアセスメントも「分析・解釈・査定」と捉え，そのなかに情報収集は含めず，看護過程を「情報収集→アセスメント→診断→計画→実施→評価」とする考え方もある．

本書においてはアセスメントを「情報収集・分析・統合」とし，前述のとおりアセスメントに観察・情報収集，情報の整理，分析・解釈，統合を含めている．なぜ，アセスメントに情報収集が含まれるのか．この問いは非常に重要であり，看護におけるアセスメントの特徴を表している．

実は，看護者は情報を収集する際，分析・解釈などのアセスメントも同時に進めているのである．たとえば，「この対象に必要な情報は何か」と考えるとき，アセスメントしながら情報を取捨選択している．あるいは，対象の状況を観察し諸々の現象を目の当たりにしたとき，「この情報の重要度は高い（低い）」，「今は重要度が低いが，のちに高くなる可能性がある」などと査定しているのである．

このとき看護者によって行われる情報のふるい分けは，看護者自身がもつ知識，経験，価値観などに影響される．また，どのような志向をもって対象者を見ているかもその判断に大きく影響する．もし，看護過程を問題解決志向で捉えてアプローチするならば，対象の情報を収集する際，問題点ばかりに目がいき，その人のもつ強みを見逃してしまうおそれがある．その結果，導き出される診断は問題型かリスク型（p.7参照）のみとなってしまう．一方，対象をありのままに全人的に捉えてアプローチするならば，ウェルネスな状態を無視することなく，問題はなくても看護の必要性は存在すると考えることができるだろう．

看護を実践するうえでは，このようなアプローチが重要であり，ウェルネス看護診断の大きな特徴である（ウェルネス看護診断については第2章にて詳述）．

では，アセスメントに含まれる「観察・情報収集」「情報の整理」「分析・解釈」「統合」の各段階について詳しくみていこう．

1）観察・情報収集
（1）系統的な情報収集

看護過程の最初の段階であり，ただ漫然と情報を収集するのではなく，系統的に秩序立てて情報収集をする．つまり，情報収集の際，看護者は「この段階ではどのような情報が必要か」を考え，情報のふるい分けをする．前述したように，この段階ですでにアセスメントの視点が働いているのである．

（2）情報源

情報は，カルテなどの記録物や検査データのほか，コミュニケーション（面接），フィジカルアセスメントによる観察などを通して収集する（図1-2）．また，対象者の語り（narrative，ナラティヴ）も，その人のニーズや価値観などを把握するうえで重要な情報源となる（NOTE ①[3] 参照）．さらに，家族や彼らを取り巻く人々，その他の医療関係者とのかかわりなどから得られる情報も重要である．

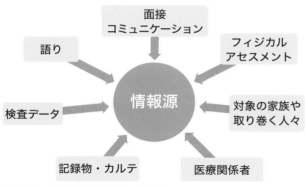

図 1-2　アセスメントの情報源

い．看護者の観察によって得られた対象の状態であり，看護者が観察した対象の話し方や表情なども含まれる．また，他の医療関係者からの情報や検査データなども含まれる．

（例）

O：バイタルサイン，検査データ

O：陣痛発作時に息を止めて顔をしかめている

O：（触診により）乳房が緊満し，熱感がある

（3）情報の分類

情報は，次の2種類に分けられる．

①主観的データ（subjective data；「S」）：対象の自覚や訴え，面接によって得られた情報であり，看護者は事実をありのまま記述しなければならない．当然のことであるが，先入観や偏見が入ってはならない．

（例）

S：児がお腹の中で活発に動き，蹴られて痛い

S：昨晩は，興奮ぎみで眠れなかった

S：授乳の時に子どもが泣いてばかりで不安です

②客観的データ（objective data；「O」）：明確な客観的事実に基づく情報であり，推測などは含まれな

2）情報の整理／分析・解釈／統合

（1）情報の整理に用いる枠組み

次に，看護の視点に従って情報を整理する．観察した内容を系統的に整理し，同時に分析・解釈していく段階である．情報を整理する際には，系統的に分析できるように，一定の看護理論の枠組みに基づいて進めることが多い．

枠組みとしては，松木の「人間の生活行動様式の枠組み（10項目）」やヘンダーソン（Henderson V）の「基本的ニード（14項目）」，ゴードン（Gordon M）の「機能的健康パターン（11項目）」などがある（表1-3）[4〜6]．

あらかじめ，分析の枠組みを設定し，それぞれの項目に基づいて対象者の情報を捉え，アセスメントすることによって，必要な情報を漏らすことなく短時間で整理し，対象の状況を的確に捉えることが可能になる．

▶ NOTE ①　　EBN と NBN

EBN（evidence based nursing）とは，「科学的根拠に基づく看護」あるいは「根拠に基づく看護」と訳され，医学領域でのEBM（evidence based medicine）に由来する[3]．根拠に基づいたアセスメントとケアのためには，当然，EBN，つまり最良の科学的根拠や研究成果に基づいた看護が重要視される．

それに加えて重要な視点として，NBN（narrative based nursing）の考え方がある．narrative（ナラティヴ）とは，「語り」「物語」を意味する．NBNとは，対象との対話を通して，その経験や感情の語りから，対象がもつ背景や文化，価値観，ニーズなどを理解し，それを根拠とする看護である．

ケアを提供するうえで科学的根拠は重要である．しかし，科学的データに基づく根拠のみでなく，対象のもつ価値観や考え方も重要な根拠となる．とりわけ，看護における対象の語りは，情報源としても非常に重要視される．実際には，evidence と narrative の両方の視点があってはじめて，完成されたアセスメントとケアが可能となるのである．つまり，両者は，対立ではなく互いに融合し，補完し合う関係であるといえる．

表 1-3　アセスメントに用いられる看護理論の枠組みの一例

人間の生活行動様式の枠組み（松木）	機能的健康パターン（ゴードン）	基本的ニード（ヘンダーソン）
＜生理的ニード＞ ①呼吸-循環-体温調節 ②栄養-代謝 ③排泄 ④活動-休息 ⑤皮膚-粘膜の保全 ⑥性-生殖 ⑦感覚-知覚-伝達 ＜心理・精神的・社会的ニード＞ ⑧自己像-自己実現 ⑨健康認識-健康管理 ⑩役割-関係	①健康知覚-健康管理パターン ②栄養-代謝パターン ③排泄パターン ④活動-運動パターン ⑤睡眠-休息パターン ⑥認識-知覚パターン ⑦自己知覚-自己概念パターン ⑧役割-関係パターン ⑨性-生殖パターン ⑩コーピング-ストレス耐性パターン ⑪価値-信念パターン	①正常に呼吸する ②適切に飲食する ③あらゆる排泄経路から排泄する ④身体の位置を動かし，また，良い姿勢を保持する ⑤睡眠と休息をとる ⑥適切な衣類を選び，着脱する ⑦衣類の調節と環境の調節により，体温を生理的範囲内に維持する ⑧身体を清潔に保ち，身だしなみを整え，皮膚を保護する ⑨環境のさまざまな危険因子を避け，また他人を侵害しないようにする ⑩自分の感情，欲求，恐怖あるいは"気分"を表現して他者とコミュニケーションをもつ ⑪自分の信仰に従って礼拝する ⑫達成感をもたらすような仕事をする ⑬遊び，あるいはさまざまな種類のレクリエーションに参加する ⑭"正常"な発達および健康を導くような学習をし，発見をし，あるいは好奇心を満足させる．

（松木光子，他編：JJN ブックス　看護診断入門．医学書院，1995[4]／渡辺トシ子編著：ヘンダーソン・ゴードンの考えに基づく　実践看護アセスメント　同一事例による比較．第 2 版，ヌーヴェルヒロカワ，2003[5]／ヴァージニア・ヘンダーソン著，湯槇ます，他訳：看護の基本となるもの．日本看護協会出版会，1995[6] をもとに作表）

　このような枠組みは，それぞれの看護理論家が看護の視点をベースとして人間をどう捉えているか，つまり各々の人間観を表している．対象の全体像をもっともよく把握できるツールとして，その枠組みが機能するのである．表 1-3 からもわかるように，それぞれの枠組みの違いは，人間を見るときの切り口の違いそのものであって，各々の特徴をもっている．

　しかし，いずれも人間像全体の把握が到達目標であるため，切り口こそ異なるが，どの枠組みを採用しても，アセスメントの結果として把握される対象の全体像は非常によく似通っている．だからと言って，異なる複数の枠組みを合体させて用いることは不可能である．なぜなら，1 つの枠組みは 1 つの有機体のようなもので，それ自体で自己完結的なシステムといえるためである．本書においても，アセスメントは独自の枠組みを設定し，それを用いて事例を展開している（事例は第 3 章を参照のこと）．

(2) 情報の「分析・解釈」「統合」に求められる客観性と自己理解

　整理した情報の「分析・解釈」は，看護者が収集し整理した情報をどう捉え，対象をどう捉えようとしているのかが明確になる段階であり，理論的根拠が重要になってくる．当然，そこに思い込みや偏見が入ってはならない．ここでの「分析・解釈」が次の「看護診断」を導き出すからである．

　看護者は，分析・解釈の際に，非常に慎重かつ客観的でなければならない．さらに，対象の抱える問題点に注目するだけでなく，ウェルネス志向で捉えることも大切である．ウェルネス志向の採用が，対象自身の有する強みをアセスメントし，それによって対象者の力（ポテンシャル）を引き出すことになるのである（第 2 章にて詳述）．

　この段階では知識の用い方と分析力が重要視される．つまり，収集した情報を，どの知識を用いて，ど

う分析するかによって，今後の方向性が決まるのである．

　アセスメントは客観的でなければならないと述べたが，実際には看護者の人間観や看護観が必ず反映されるため，日頃から自分自身はどのような考えをもっているのかを自覚しておくことがポイントとなる．そのうえで，アセスメントの信頼性を高めるためには，他者との協働による多角的な分析が重要であり，実は看護者間のナラティヴ（語り）も必要なのである．

ステップ 2——看護診断

　収集したデータを分析し，診断する段階である．収集した情報の分析・解釈から導き出されたそれぞれの結論を統合し，看護診断を決定する．つまり，アセスメントの結果が「診断」であるため，当然，アセスメントと看護診断とは連動したものとなる．たとえば，問題志向でアセスメントするなら，自ずと診断も「問題型」となる．同様に，ウェルネス志向のアセスメントならば，診断も「ウェルネス型」となる．

1）看護診断の定義

　「看護診断」の定義は文献によって多少表現が異なるが（表 1-4）[7,8]，その概念を極めて簡潔な言葉で表現するならば，次のようにいえよう．

- 看護……専門職としての看護者が責任をもって行う思考と実践
- 診断……収集した情報を分析・解釈した結果の判断
- 看護診断……看護者が責任をもってケアする対象の健康状態や問題，その反応に関する判断であり，看護介入の指標となるもの

　看護診断と医学診断では，その内容や対象の捉え方が異なる．医学診断は，対象の症状や徴候などから疾患を診断するが，看護診断は，対象の状態や対象が体験した出来事に対する反応を診断する．この違いの根拠となっているのは，医学が疾病の治療に焦点を当てているのに対し，看護は対象の生活の援助に焦点を当てているということである．これが看護独自の責任と役割なのである．

2）看護診断の種類

　看護診断は次の 3 つのタイプに分類される．

①問題型：対象に実際に起こっている看護上の問題
②リスク型：起こる可能性のある看護上の問題
③ウェルネス型：健康な状態，あるいは，その人にとって良好な状態・満足な状態

　また，NANDA-I では，看護診断を 4 つのタイプに分類している[7]．

①問題焦点型看護診断：個人・介護者・家族・集団・コミュニティの，健康状態／生命過程に対する好まし

表 1-4　看護診断の定義

- 個人・介護者・家族・集団・コミュニティの，健康状態 / 生命過程に対する人間の反応，およびそのような反応への脆弱性についての臨床判断．看護診断は，看護師に説明責任のあるアウトカム達成に向けた看護介入の選択根拠になる[7]

- 看護診断はしばしば人間の反応と呼ばれる．なぜなら看護師は健康状態や人生のさまざまな状況の変化に対し，人々がいかに反応しているかということに焦点を当てるからである．例えば，病気や親になるということに対し，どのように反応しているかを見るのである[8]

(Herdman TH，上鶴重美：NANDA-I 看護診断 定義と分類 2021-2023．原書第 12 版，p.144，医学書院，2021[7] / Alfaro-LeFevreR 著，本郷久美子訳：基本から学ぶ看護過程と看護診断．第 7 版，医学書院，2012[8] より引用)

くない人間の反応についての臨床判断[7].

　②ヘルスプロモーション型看護診断：ウェルビーイングの増大や人間の健康の可能性の実現に関する意欲と願望についての臨床判断である．反応は特定の健康行動強化へのレディネスとなって現れ，どのような健康状態でも使うことができる．健康行動強化へのレディネスを表現できないクライアントの場合，看護師はヘルスプロモーションに向けた状態を見極め，クライアントのために行動できる[7].

　③リスク型看護診断：個人・介護者・家族・集団・コミュニティの，健康状態／生命過程に対する好ましくない人間の反応の発症につながる，脆弱性についての臨床判断である[7].

　④シンドローム：同時に起こる特定の看護診断のまとまりについての臨床判断であり，同じような介入によって，まとめて対処することが最善である[7].

3）看護診断の表現方法

　看護診断の表現方法に特別な規定はないが，通常，〈PES〉式と〈原因-診断〉式の2種類がある．

【〈PES〉式】
P （problem）………………………問題，診断
E （etiology）……………………関連因子
S （signs and symptoms）………症状・徴候
（例）　P：ボディイメージの混乱
　　　　E：予定外の妊娠，腹部増大
　　　　S：イライラしている，腹部が大きくなることに対して否定的な表現

【〈原因-診断〉式】
〈原因・症状〉―――〈診断名〉
〜に関連した ――　○○
　　　〜による ――　○○
（例）「腹部増大によるボディイメージの混乱」

　〈PES〉式を勧める文献もあるが，一般的には，「〜に関連した○○」「〜による○○」という表現を用いた〈原因-診断〉式が多く使われている．

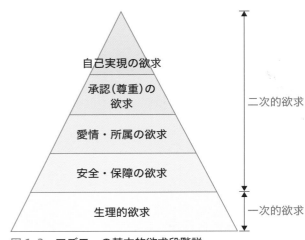

図1-3　マズローの基本的欲求段階説

（図内：自己実現の欲求／承認（尊重）の欲求／愛情・所属の欲求／安全・保障の欲求／生理的欲求／二次的欲求／一次的欲求）

4）看護診断の優先順位

　看護診断の優先順位に決まった原則はない．しかし，まず基本的には，生理的欲求を充足させることを重要視する考えから，マズローの基本的欲求段階説（図1-3）が採用されることが多い．

　マズロー（Maslow AH）は，基盤に生理的欲求を位置づけ，その上に安全・保障，愛情・所属，承認（尊重），そして最上位の階層に自己実現の欲求をおき，生理的欲求を一次的欲求，それ以外の安全や愛情などの社会的欲求を二次的欲求とした．

　各段階の欲求は，より下位の欲求が満たされると，その上の欲求が発生する構造とされている．つまり，下位の欲求が満たされることによって，上位の欲求が次の欲求として意味を帯びてくるという説である．ゆえに，身体の安全性につながる段階である一次的欲求は，二次的欲求よりも優先されるべきと考えられる．

　同様に，看護診断においても，「問題型」や「リスク型」看護診断のほうが「ウェルネス型」看護診断よりも優先される．なかでもケアの緊急性の高いもの，たとえば医師とともに介入すべき「共同問題」（疾患や治療，検査などによって生じる身体的問題）の診断は直接生命にかかわる状況であり，ときに生命の危険

にさらされている状態と考えられるため最優先される．同様に，「（産後の）子宮復古不全」や「産道損傷による感染の危険性」は「母乳栄養の確立」よりも優先され，「新生児の脱水状態」や「母乳分泌不全」が「否定的な自己概念」「育児不安」などの心理的問題よりも優先されるなどがその典型である．ただし，その人のおかれている状況によっては，必ずしもこの順位とならず，別の看護診断が優先される場合がある．

　また，たとえば次のような場合，どう考えたらよいだろうか．

・母親が身体的に限界でもわが子に母乳を与えようとする．
・母親が自分の睡眠を削ってでも育児をしている．

　このように，親はときに，自分の身体や健康よりも子どもの命を優先する．この場合，親にとって基本的欲求の第一優先，つまりマズローの一次的欲求である「生理的欲求」は「子どもにとっての生理的欲求」になり，二次的欲求の基本も「子どもにとっての安全・保障」なのである．

　すなわち，親は自分の命を犠牲にしてでも子どもを守りたいという心理的状態や，その社会的立場に応じて行動をとる場合があり，マズローの欲求段階説が必ずしも当てはまらない．それゆえ，臨機応変な看護診断と優先順位の判断が求められるのである．

　ただし，各々の親がおかれている状況によって心理的状態や社会的立場は異なり，流動的であるので，すべての親に当てはまるものではない．

■ ステップ 3——計画

　対象の看護診断が確定したら，次に看護計画（ケアプラン）を立案する．計画には，決定した看護診断のそれぞれに対して，目標と看護介入が必要となる．

1）目　標

　「目標」とは，何をゴールとするのか，その期待される成果あるいは結果を指す．目標には，長期目標と短期目標がある．ケアが長期に及ぶ場合は，長期目標と短期目標の両方を設定する．

● **長期目標**：長期間で達成される目標であり，一般的な目安としては，退院まで，あるいは数週間から数カ月までに達成される．短期目標を達成させながら目指していくゴールであり，抽象的な表現を用いることが多い．

● **短期目標**：短期間で達成できる目標であり，一般的な目安としては，1 週間以内に達成される．長期目標を目指しながら一つひとつ達成させていくためのゴールであり，達成可能な具体的表現を用いる．

　目標設定までの前段階で，収集した情報から看護診断が導き出されている．その看護診断を導き出した関連因子が「どのような状態になることを目指すのか」を表現したものが，「短期目標」（期待される成果）である．具体的には次のような目標があげられる．

・看護診断に関連したある症状が軽減する，あるいは消失する
・看護診断に関連したある症状がこれ以上悪化しない，あるいは起こらない
・看護診断に関連したある症状の消失・軽減につながる対象の反応が出現する

　また，期待される成果には以下の要素が含まれる．

● **主語**：誰が
● **述語**：何を
● **場所**：どこで
● **状態**：どのように / どの程度
● **時間**：いつ / いつまでに

　これらの目標には，ある程度の時間設定が必要となる．どれくらいの時間で，何が，どうなることを「期待される成果」とするのか，できるだけ測定可能な目標を設定することが，客観的な評価につながる．

　短期目標（期待される成果）の表現は，RUMBA（ル

表1-5　RUMBA（ルンバ）の法則

R	Real	現実的
U	Understandable	誰にでも理解できる
M	Measurable	測定できる
B	Behavioral	実行可能な
A	Achievable	達成可能な

ンバ）の法則（表1-5）[9] が参考になる．なお，目標設定においては対象中心の表現を用い，対象を主語とする．

また，看護診断の関連因子が確実である場合は，関連因子と連動して，問題となっている原因が軽減あるいは消失される状態を「期待される成果」として表現することができる．しかし，関連因子が確実でない場合，あるいは解決不可能な場合は，期待される成果が，必ずしも関連因子の軽減あるいは消失として表現できないことがある．そのような場合は，関連因子に対してではなく，症状や徴候に対して「期待される成果」をあげる．また，ウェルネス型看護診断の場合には，「対象の反応」や「さらに変化していく状態」として「期待される成果」を表す．

2）看護計画の立案

看護診断を行い，短期目標（期待される成果）を設定したら，それに基づいた具体的な看護計画を立てる．ケアの方法は，対象に最も適すると判断される内容を選択する．看護計画の記述内容とケア選択時のポイントを表1-6に示す．

ステップ4──実施・実践

看護介入の実施・実践の段階である．まず，看護計画を実施する前に，ケアの対象やその家族に援助内容を説明し，了解を得ることが理想的である．近年，看護介入は，対象やその家族と看護者がともに考え，ともに目標に向かっていくという進め方が一般的となりつつある．お互いに話し合い，対象が援助内容を最終決定することが理想的な看護介入のあり方である．

ケアを実施する際は，対象の状態や反応をアセスメントしながら，同時進行でその都度ケアを評価し，ときには計画を修正しながら行う．終了したら，必ず報告と記録を行う．ケア実施時のポイントを表1-7に示す．

表1-6　看護計画の記述内容とケア選択時のポイント

● 記述内容のポイント
- OP（observation plan）：観察
  → ケアを実施する前，中，後に何を観察，あるいは確認するのかを記述する．
- TP/CP（treatment plan /care plan）：直接的ケアや処置
  → 実際に実施する援助内容を具体的に記述する．
- EP（education plan）：教育的あるいは指導的かかわり
  → 対象が自ら選択や決定ができるような助言や指導を記述する．

● ケア選択時のポイント
- 科学的根拠に基づいたケアか（理論や研究結果に基づいた根拠のあるケアか）
- 個別性を尊重しているか
- 対象も一緒に取り組める内容であるか
- 倫理的配慮がなされているか

表1-7　ケア実施時のポイント

● ケアは正確かつ確実に実施する
● 安全性を保障する
● 対象を尊重する態度をもって行う
● 対象に負担がかからないよう，また経済的にも負担のないよう効率的に行う
● 対象やそれらを取り巻く人々，医療チームとの調整を図る

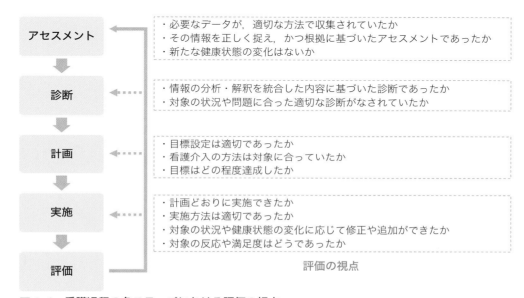

図1-4　看護過程の各ステップにおける評価の視点

ステップ5――評価

　看護過程を展開するうえでベースとなる視点とは，「対象がどのような状態になりたいと望んでいるのか」「そのために対象はどのような生活を送りたいのか」といった対象側に立った視点である．そして，「提供したケアが対象にどんな成果をもたらしたのか」「対象の満足度はどうか」が評価の最終ポイントとなる．

　前述の看護過程のサイクル（図1-1）で示したように，評価のステップは，他の4つのステップすべてに関係する（図1-4）．

　つまり，一つひとつの過程で適切な段階をふんでいたかどうかが重要であり，それが次のステップにも影響するのである．したがって，評価はすべてのステップで必要な作業であり，つねに継続的に行わなければならない．看護過程の展開によって，対象に必ず何らかの有益性が生じなければ，看護そのものの存在意義はないからである．

2 母性看護における看護過程

母性看護の特徴

1) 母性とは

　「母性」という言葉から何がイメージされるだろうか. 母性意識, 母性行動, 母性愛, 母性本能などさまざまであろうが, 「母性」という用語は曖昧さも伴っている.

　各辞典では, 母性を表 1-8[10~12] のように定義している. これら辞典類の定義に共通するのは, 「女性が母としてもっている本能, 性質, 特質」として母性を捉えている点である. 「本能」とは, 後天的な経験・学習を経ずに先天的に備わっている一定の適応様式, 「性質」とは生まれつきの「たち」, その事物が本来もっている特徴, 「特質」とは独特の性質・特性と定義分けできようが, いずれにせよ母性は, 先天的に備わっているもの（母性本能説）とする共通項がある. 他方, 母性を後天的に発達していくもの（母性発達説）と捉える見解もあり, これらを考慮に入れれば, 母性とは, 本能的に備わっているものであると同時に, 後天的に発達していくものとする見解が妥当であろう（NOTE②）.

2) 母性看護とは

　「母性看護」とは, 母性の健康の保持増進を目標として, 「母性」としての女性や母親, その子ども, 家族としての父親を対象とする看護である[13] と定義される.

　さらに, 小児期, 思春期をいかに過ごしたかが, 結婚, 妊娠の受容, 出産, 育児, 家族の機能育成へと影響し, その後の成熟期や更年期, 老年期へと続いていくことを考え合わせると, 母性看護の機能は, 女性のライフサイクル全体に及ぶものということができる.

表 1-8　母性の定義

● 「女性がもっているとされている, 母親としての本能や性質. また, 母親として子を生み育てる機能」——『大辞林』

● 「母性とは女性としての状態や特質を意味する. 妊娠, 分娩, 産褥期の女性を対象として用いる場合には, その生殖機能や哺乳能力を指し, 妊産婦のみならず広く女性一般を対象として用いるときには, 幼い子どもへの保護やいたわり, 慈愛に満ちた行動などを指す. 母らしい行動や子どもへの愛情は, 従来は母性本能という言葉があるように女性独自の先天的特性とされてきた. こうした概念は今なお存続している」——『発達心理学辞典』

● 「女性が生まれながらにして有する母としての天分を総称して母性という. 女性は自己の体内で胎児を育て, 分娩し, その生命を健全な人間として発達させるという使命を有し, そのために身体の解剖的, 生理的, 機能的特徴と精神的特徴をもっている. 母性は思春期に急速に成長して母性機能として分化発達し, 成熟期において母性本来の機能を果たす. （中略）母性はすべての児童が健やかに生まれ, かつ育てられる基盤であるので母子保健法によって尊重, 保護されている」——『看護学大辞典』

（松村　明 編集：大辞林. 第四版, 三省堂, 2019[10] /岩田純一, 他編：発達心理学辞典. ミネルヴァ書房, 1995[11] /永井良三, 他編：看護学大辞典. 第 6 版, メヂカルフレンド社, 2013[12] より引用）

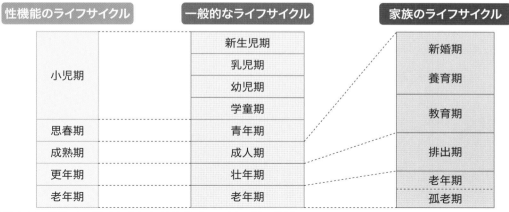

性機能のライフサイクル		一般的なライフサイクル	家族のライフサイクル	
小児期		新生児期	新婚期	
		乳児期	養育期	
		幼児期		
		学童期	教育期	
思春期		青年期		
成熟期		成人期	排出期	
更年期		壮年期	老年期	
老年期		老年期	孤老期	

図 1-5　各ライフサイクルにおけるライフステージの比較

母性看護の対象

　母性看護の対象は，女性およびその家族の「ライフサイクル」と「マタニティサイクル」とに分けられる．ライフサイクルは，小児期・思春期・成熟期・更年期・老年期という周期であり，マタニティサイクルは，妊娠期・分娩期・産褥期という周期である．サイクルは「周期性」を意味するが，ライフサイクルは，1人の人生のなかで何度も繰り返される循環ではなく，各ステージが積み重なって進む一回性のものである．しかし，一人ひとりが生の営みを積み重ね，人生の終わりを迎えても，その生命は次世代に伝承され，その家族の歴史あるいは人類の歴史が続いてきた．その意味で，

ライフサイクルとは，生命のつながりとしての循環を表していると解釈できる．

1）女性のライフサイクル

　母性看護は，妊娠期・分娩期・産褥期（マタニティサイクル）にある女性を対象に展開すると同時に，女性のライフサイクル全般にもかかわっている．一般的なライフサイクルとは別に，性機能や家族に焦点を当てたライフサイクルが想定されるからである（図1-5）．
　人は一生のなかで，必ずいくつかの選択を迫られるときがあり，人生は選択の連続ともいえる．その節目節目がライフサイクルの移行期となっており，ライフサイクルの段階には，それぞれの発達課題が待ち受けている．

▶ **NOTE ②**　　日本における「母性」の概念の広がり

　日本において「母性」の概念が広く知られるきっかけとなったのは，1910年代（大正時代）に起きた平塚らいてう，与謝野晶子，山田わか，山川菊栄らによる「母性保護論争」といわれている．その具体的な論点は次のようなものであり，現代にも通じる内容であった．
　●女性の仕事と家事の両立　　●母性保護　　●女性の意識改革
　●男女の労働賃金差　　●女性の結婚，出産，育児の実態

子どもの誕生に関する
文化的価値観の広がり

子どもの扶養のための
職業モチベーションの高まりなど
社会的関係の変化

交友関係の変化・広がり
地域のかかわり方の変化

（産後）
生活全般の変化
実家・親戚付き合いの変化

（妊娠中）
夫婦の役割変化
出産場所の選択
生活の変化

社会・文化との関係性が広がる

家族の生活に変化が生じる

家族構成に新たなメンバーが加わる

新たな生命の誕生

図 1-6　**マタニティサイクルにある女性と家族の変化**

2）マタニティサイクル

　母性看護の対象は，主としてマタニティサイクルに
ある女性とその家族であり，具体的には，妊産褥婦と
胎児・新生児およびその家族が対象となる．対象は基
本的には健康な人であり，病気をもっていない人であ
る．そして，マタニティサイクルにある母児の経過は，
互いに関連し合っているので，母児一体としてみる．

　また，家族とのかかわりも大きい．1つの生命の誕
生によって家族が増えるということは，家族それぞれ
の人生にとって大きな出来事である．たとえば，妊娠
中においては，夫婦の役割変化（パートナーのサポー
ト）や出産場所の選択（里帰り分娩）による地理的変
化も含め，まず家族の生活レベルでの変化が生じる．

　出産後は，子育てによる生活全般の変化，実家・親
戚との付き合いの変化がある．さらに，子どもを通し
ての近所付き合いや交友関係の変化・広がりなど地域
とのかかわり方に変化が生じる．加えて，出産・育児
に伴う諸手続（産休・育休），子どもの扶養・教育費
が必要となるために生じる新たな職業モチベーション
など，社会的関係の変化も生じる．さらに，安産祈願
のための着帯，神仏への畏敬，縁起を担ぐなどの文化
的価値観の幅の広がりも出てこよう（図 1-6）．

　このように，母性看護過程では，マタニティサイク
ル上にある妊産褥婦・パートナー・家族における大き
な変化，またそれによる社会・文化との関係性の広が
りという点も視野に入れておかなければならない．

マタニティサイクルにおける看護の特徴と留意点

1）対象の特徴（図 1-7）

（1）生理的現象により身体機能が大きく変化する

　たとえば，妊娠という状態は疾患ではなく生理的現
象である．ゆえに，妊娠期・分娩期・産褥期に起こる
変化も生理的なものではあるが，その過程で身体機能
は連続的に大きな変化を辿るため，ちょっとしたきっ
かけで，いつでも異常に移行しやすい健康状態にある
といえる．したがって，この時期においては健康状態
を保持増進していくために絶えず細心の注意を払う必
要がある．

　マタニティサイクルにある対象の身体的特徴を把握
するために必要なチェックポイントの一例をあげる．

心理的変化
・期待と不安，喜び・希望
・ホルモン動態の変動が心理面に影響
・ストレスフルな状態

身体的特徴
・生理的現象
・妊娠期から分娩・産褥期へ
　連続した身体機能の変化

役割適応過程
父親役割・母親役割・
家族全員の役割の変化

セルフケア
・病気ではない
・セルフケア能力を維持する，
　あるいは高める
・健康レベルは高く，
　自己決定能力も高い

胎児・新生児の成長発達
子宮内から子宮外生活への適応
（健康状態・リスク要因・
異常の有無の観察）

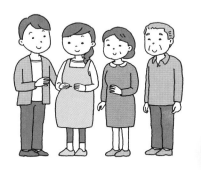

図 1-7　マタニティサイクルにある対象の特徴

・既往妊娠・分娩歴
・母性としての形態機能
　（乳房の形態やホルモン動態など）
・生理的変化（妊娠・分娩・産褥期の経過）
・健康状態（貧血や高血圧，合併症の有無など）

（2）セルフケア能力が高い

　（1）で述べたとおり，マタニティサイクルにある対象は病気ではないため，胎児・新生児がいることを除いて，セルフケア能力は概して高い状況にある．この時期はセルフケア能力を維持する，あるいは高める方向に働いており，健康レベルは高く，同時に自己決定能力も高いと考えられる．

（3）各時期で心理的状態が大きく変化する

　妊娠，出産，育児は，女性の一生のなかでも最もドラマティックな体験の一つであると同時に，精神的にはストレスフルな状態である．身体的・社会的にも大きな変化があり，それらの変化に伴い，妊娠期〜産褥期の各期においてさまざまな心理的変化が生じる．

●**妊娠初期**：妊娠の喜びと同時に流産の危険性に対する不安を抱いたり，つわりなどの体調の変化に伴い憂うつな気持ちになったりする．

●**妊娠中期**：流産の危険性が低下し，比較的安定する時期といわれ，心理的にも落ち着いている．

●**妊娠後期**：いよいよ分娩の時が近づいているという期待と不安が交錯する．

●**分娩期**：妊娠期と比べて短い期間であるとはいえ，大きな心理的変化が起こる時期である．分娩の進行に伴い期待と不安，児に会える喜びや希望などがわいてくる．

●**産褥期**：ホルモン動態の変動が心理面に影響する．

　このように，妊産婦は妊娠・出産を機に生活が一変し，心理的変化も大きい．ゆえに家族のサポートが重要となる．

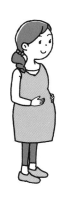

病気ではない

・本来もっている力を引き出す
・生理的現象（メカニズム）を順調に整える
・正常からの逸脱を予防するために環境を調整する

セルフケア能力が高い　　確認・看守りケア・健康教育

自己決定能力が高い　　インフォームド・コンセント

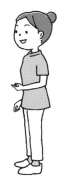

図1-8　マタニティサイクルにある対象の特徴に応じたケア

（4）役割適応過程にある

児の妊娠・誕生によって，妊産婦やパートナー，家族は新たな役割に適応していく．たとえば，夫は父親に，妻は母親になっていくその過程において，それぞれの役割を獲得する必要がある．つまり，父親役割・母親役割の獲得の過程であり，これは家族全員に及ぶ．上の子がいる場合は兄や姉に，父母は祖父母になるなど，家族全体の役割適応過程ともいえる．

（5）胎児・新生児の成長発達が著しく，　環境は大きく変化する

胎児・新生児の成長発達は著しい．児の成長発達やリスク因子・異常の有無などの観察や確認が大切である．また，子宮内から子宮外生活への変化など，児の環境の変化も著しい．ゆえに，出生直後の児の健康状態や仮死の有無，早期新生児期の子宮外生活への適応状態の判断が重要となる．

2）ケアの特徴（図1-8）

妊娠・分娩・産褥は生理的変化であり，病気ではない．ゆえに，本来備わっている力を引き出し，生理的現象（メカニズム）が順調に経過するためのケアが中心となる．また，正常からの逸脱を予防するための環境を整え，より良い健康状態への促進が重要となる．妊産褥婦は，病気をもつ人と比べて健康レベルが高く，セルフケア能力が高いため，看護者が直接手を出して援助をするという看護行為よりも，確認や看守りケアのほうが多くなる．同時に健康教育も多くなるのである．そのため，妊産褥婦を対象として「母親学級」「出産準備教室」や「沐浴指導」「授乳指導」のように，集団ならびに個人指導が多く行われている．その方法も，看護者側から一方的に教えるという指導ではなく，その人なりにできるようになることを目指した教育的指導である．当然，その内容は自己判断ができるための知識教育や技術習得教育が多くなる．また，自己決定能力も高いため，インフォームド・コンセントが重要である．

3）ケアにおける留意点
——母親の思いを傾聴する

現在では，インターネットやSNS等で容易に情報を入手できるが，なかには根拠の乏しい情報や誤った情報もある．妊産褥婦は，健康レベルやセルフケア能力が高いがゆえに，胎児のため，あるいは自身の不安解消のために積極的に情報を収集し，その結果，情報に振り回され，かえって不安が増強している場合があ

る．たとえば，「○○をしてはいけない」「妊娠○週までに○○をしないとダメ」といった情報を目にして過剰に気にするケースや，SNS等で発信される「口コミ」や個人の経験談に振り回されているケースが散見される．

また，胎教に関する新たな知見など，母親が胎児にもたらす影響に関する研究結果が発表されると，科学的根拠が絶対的存在となって，母親の不安を増大させてしまうこともある．たとえば，「腰が痛くなって，酷い声で唸ってしまった」「仕事で疲れてイライラしてしまった」ことを，胎教の観点から「胎児に悪い影響を与えてしまった」と妊婦が過度に気にするようなケースである．

このような場合，看護者は母親の不安や思いを傾聴し，母親自身が「自分を信じて大丈夫」，「胎児を信じて大丈夫」，「"完璧な母親"を目指さなくても大丈夫」と思えるようなかかわりが必要である．また，ときに看護者が胎児の立場になって，母親への感謝と応援のメッセージを伝えるなど，母親の視点（気持ち）を切り換えられるようなかかわりが重要となる．

文献
1）日本看護科学学会：第13・14期看護学学術用語検討委員会報告書．日本看護科学学会，2019．
2）Yura H, Walsh M 著，岩井郁子，他監訳：看護過程　ナーシング・プロセス．医学書院，1995．
3）日本看護科学学会看護学学術用語検討委員会：看護学を構成する重要な用語集．日本看護科学学会，2011．
4）松木光子，他編：JJNブックス　看護診断入門．医学書院，1995．
5）渡辺トシ子編著：ヘンダーソン・ゴードンの考えに基づく実践　看護アセスメント　同一事例による比較．第2版，ヌーヴェルヒロカワ，2003．
6）ヴァージニア・ヘンダーソン著，湯槇ます，他訳：看護の基本となるもの．日本看護協会出版会，1995．
7）Herdman TH，上鶴重美：NANDA-I看護診断　定義と分類 2021-2023．原書第12版，pp.53-66，p.144，医学書院，2021．
8）Alfaro-LeFevreR 著，本郷久美子訳：基本から学ぶ看護過程と看護診断．第7版，医学書院，2012．
9）江川隆子，他：看護診断ケーススタディ　Part1．月刊ナーシング，25（7），2005．
10）松村　明編：大辞林．第4版，三省堂，2019．
11）岩田純一，他編：発達心理学辞典．ミネルヴァ書房，1995．
12）永井良三，他編：看護学大辞典．第6版，メヂカルフレンド社，2013．
13）新道幸恵，他編：新体系看護学全書　母性看護学概論　ウィメンズヘルスと看護．メヂカルフレンド社，2014．

第 **2** 章

ウェルネス看護診断

ウェルネスの概念

1

ウェルネスの概念の誕生と変容

1) 健康とは

ウェルネス（wellness）とは illness（病気）の反対語であり，「健康」を表わす．では，「健康」とはどのような状態を意味するのであろうか．

健康の定義についてホイマン（Hoyman HS）は，健康を固定的に捉えず，多様な健康状態に着目し，完全な良好状態から死に至る状態まで6つの健康段階を表2-1のように示している[1]．ホイマンの「健康概念のモデル」のなかで「ウェルネス」は，病気ではないが，完全に良好な健康状態でもないレベルに位置づけられ定義されている．

さて，健康に対する概念はここ数十年間で大きく変化してきている．アメリカ看護師協会は，1980年の社会政策声明において「健康とは，各人の成長・発達上の潜在力と行動上の可能性が最大限に引き出されるダイナミックな生存状態である」と定義している[2]．このことは，すでに罹患してしまった疾病に焦点を当てた治療中心の医療・看護から，その前の段階の疾病予防や健康増進へと発想を転換することの必要性と重要性を示唆している．注目すべきは，その発想の転換の根拠とされているのが，問題志向から転換された「ウェルネス志向」の考え方であるということである．参考になるのが，スミス（Smith JA）の「健康-不健康概念の4つのモデル」である（表2-2）[3]．

これら健康概念の4つのモデルからも理解できるように，健康とは必ずしも生理学的側面からのみ定義されるものではなく，また，疾患や障がいの有無からだけで判断されるものでもない．このモデルは，健康を広義でより統合的に捉えた概念であり，変化や成長を視野に入れたウェルネス志向からの健康の定義が可能であることを示している．

2) ウェルネスとは

ウェルネスは，アメリカの公衆衛生医であったハルバート・ダン（Dunn H）が1961年に出版した『ハイレベルウェルネス』という本によって提唱[4]された概念である．ダンは，それまでの健康を意味するヘルス（health）よりも総合的な新しい意味をもつ健康概念として，ウェルネスを次のように紹介している[5]．

「WHO憲章の健康の定義（NOTE ③）にある"完

表 2-1　ホイマンの「健康概念のモデル」

health	①身体的にも精神的にも社会的にも完全に良好な状態
wellness	②単に疾病や虚弱ではない状態
	③ときどき不調な状態
minor illness	④治療を必要とするほどではないが，長期にわたって不調な状態
major illness	⑤治療を要する状態
critical illness	⑥重篤から死に至る状態の連続的な移行
death	

表 2-2　スミスの「健康–不健康概念の 4 つのモデル」

①臨床モデル	医学的観点から特定できる症状や徴候がない
②役割遂行モデル	期待される社会的役割を遂行している
③適応モデル	環境に柔軟に適応している
④幸福モデル	はつらつとすこやかに生きている

全に良好な状態（well-being）"をさらに積極的に解釈し，まったくの健康で輝くように生き生きしている状態をウェルネスとよび，それには身体のウェルネス，精神のウェルネス，環境のウェルネスが必要である．そして，個人が持つ潜在能力を最大限に生かす機能を総合したものが，ウェルネスである」

　つまり，ダンは病気でない状態になることに重点をおいたこれまでの健康に対する考え方から，より良い人生を送るための手段としての健康という考え方を提唱したのである[4]．この「ウェルネス」の考え方はその後，1970 年代にアメリカで発展し，日本には 1980 年代初期に紹介された．「ウェルネス」という言葉が，わが国で一般的に広く用いられるようになったのは 1980 年代後半で，1988 年に刊行された『情報・知識 imidas』では，ウェルネスについて「健康な体・心・社会生活を得て，単なる健康より積極的創造的な健康を目指す生活行動を総合した用語」と定義しており[6]，その年の重要語として解説している．

　このように，「健康」や「ウェルネス」の定義は時代とともに変容しているが，平均寿命が延伸し疾病構造も変化している現在，新しい健康概念が必要となっている．たとえば Huber ら[7]は，健康を「社会的・身体的・感情的な問題に直面した際に適応し，自ら管理する（なんとかやりくりする）能力」と新たに定義づけた．

　つまり，病気も異常もなく，身体的・精神的・社会的に健康状態が完全で，パワフルな生活を送っている状態のみを「健康」とするのではなく，検査データが正常値を示していなくても，あるいはときに体調不良であったりしても，医療や介護の力を支えに自分の身体のバランスを保って日常生活を送り，それ以上悪くならないための予防や工夫をしていれば，その人なりの健康な状態とみなしうるということである．

▍看護のなかのウェルネス

1）ウェルネスと健康（ヘルス）の違い

　看護におけるウェルネスという対象把握の視点も同

▶ **NOTE ③**　　WHO 憲章における「健康」の定義

　1946 年に作成された世界保健機関（WHO）憲章の前文で，「健康」は次のように定義されている．

　Health is a state of complete physical, mental and social well-being and not merely the absence of disease or infirmity.

　——健康とは，肉体的，精神的及び社会的に完全に良好な状態であり，単に疾病又は病弱の存在しないことではない．

（2014 年版 厚生労働白書より）

様の意味がある．『看護英和辞典』では，ウェルネスとは「（心身ともに）健康であること，健康（な状態），満足のいく状態，健全状態」と定義している[8]．

「health（健康）」の概念と異なる点は，ウェルネスは，その人にとって，つまりその人なりの「良い状態」「満足な状態」「丈夫」といった健康状態を表し，さらにその人が目標に向かって（成長・発達を目指して）いく行動そのものを意味している点である．つまりウェルネスは，以前と比較して，より良く「変化」しているというプロセス自体も含意した対象把握の視点なのである．

2) ウェルネスは問題点だけでなくプロセスにも着目する

看護は，対象やその家族への生活の援助を柱としている．その主体は対象自身であり，対象に元来備わっている力をいかに引き出せるかが看護の鍵となる．このような視点から看護のかかわりを考えるとき，従来の主流であった問題解決型パターンには限界がある．なぜなら，問題解決型パターンの特徴は，問題点を明らかにすることによって目標を設定し，それに向かって解決していくという手順をふむが，解決されるべき問題点に着目するため，その渦中にある対象がもつ力そのものに目を向けにくく，対象に元来備わっている力を引き出しにくいからである．問題解決型パターンの場合，対象やその家族にとって解決すべき問題点が明らかになると，その解決が目標となるため，問題解決に向かって積極的に邁進できるという効果がある．しかし，努力しても解決が難しい問題や解決に長い時間を要する問題の場合，目標達成の不可能性や困難性という「未到達部分」のみに目がいき，そのことが無力感や絶望感につながる危険性がある．

そこで重要となるのが，ウェルネスという捉え方なのである．これは，解決されるべき問題点だけではなく，対象にその時点での健康なところ・良好なところがあれば，そこにも焦点を当てるという考え方である．つまり，対象がたとえ病気をもっていたとしても，そ

のなかで良いところ，あるいは今よりは良い方向に向かっているという「プロセス自体」にも着目し，それをより強めるように働きかけることによって，患者やその家族の希望ややる気を高め，さらなる健康へと目指していく過程がウェルネスである．

3) 看護におけるウェルネス

ストルト（Stolte KM）によると，「ウェルネスとは，より高いレベルの生活機能に向けた絶えまない変革のプロセス」であり，「変革とは（1）変化，（2）成長，および（3）システムの健全性を保つエネルギーのバランス」の3つを指すと定義している．さらに，どのクライアントも，より高いレベルの生活機能に到達できる可能性をもち，その可能性を伸ばすことができるような行動パターンをもっているとも述べている[2]．

つまり，ウェルネスとは「健康」のみならず，より健康な状態へ成長していく積極的なプロセスを意味している．さまざまな成書におけるウェルネスの定義を表2-3[2, 6, 8～10]に示すが，ウェルネスの考えが，対象やその家族のみならず，看護者側にとっても大きな力となることは明らかである．ゆえにウェルネスの考え方は，看護を実践していくうえで重要な役割を果たすものと期待される．

4) ヘルスプロモーションとウェルネス

第1章で述べたように，NANDA-Iでは看護診断を，問題焦点型，ヘルスプロモーション型，リスク型，シンドロームの4つに分類している．本書では，ヘルスプロモーション型にウェルネス型を含めず，看護診断の独立した1つのタイプとしてウェルネス看護診断を分類している．ヘルスプロモーションとウェルネスについて本書では以下のように考えるからである．

ヘルスプロモーションは，WHOの『オタワ憲章』（1986年）において，「人々が自らの健康とその決定要因をコントロールし，改善することができるようにするプロセスである」（2005年バンコク憲章で一部追加）と定義されている．ヘルスプロモーションといえ

表 2-3 「ウェルネス」の定義

● （心身ともに）健康であること，健康（な状態），満足のいく状態，健全状態――『看護英和辞典』（1992）

● より高いレベルの生活機能に向けた絶えまない変革のプロセスである――Stolte KM（1997）

● 健康な体・心・社会生活を得て，単なる健康より積極的創造的な健康を目指す生活行動を総合した用語
　　　　　　　　　　　　　　　　　　　　　　　　　　　――『情報・知識 imidas』（1988）

● より高いレベルの生活機能に向けた絶えまない変化の過程であり，
　成長とシステムの健全性を保つことを目指している――『看護学大辞典』（2013）

● ①健康・好調，②健康を肉体面だけでとらえるのではなく，生活全体を積極的・創造的なものにして，
　健康を維持・増進させようとする生活活動――『大辞林』（2019）

（常葉恵子，他編：看護英和辞典．医学書院，1992[8]）/Stolte KM 著，小西恵美子，他訳：健康増進のためのウェルネス看護診断．南江堂，1997[2]）/徳岡孝夫監修：情報・知識 imidas イミダス別冊．集英社，1988[6]）/永井良三，他編：看護学大辞典．第 6 版，メヂカルフレンド社，2013[9]）/松村　明 編集：大辞林．第 4 版，三省堂，2019[10]）より引用）

ば，QOL の向上に向かって後ろからサポートなどを受け，"健康ボール"を押しながら坂道を登るイメージ図が定着していよう．健康な人生を送るために，自ら保健行動ができ，環境を整えていき，健康の維持・増進を図るという考えである．そのため，健康なライフスタイルを自発的にとるための健康教育や健康行動など，積極的な健康増進への考え方が強いといえる．

NANDA-I のヘルスプロモーション型看護診断に関する解説でも，ヘルスプロモーション型看護診断を確定するために必要な構成要素として，HE（Health Enhancement：健康増進）をあげている．さらに「ヘルスプロモーション型看護診断は，患者の意欲や願望に基づいて診断」されるとし，ゆえに「診断指標には健康行動強化に関する意欲や願望が含まれる」としている[11]．

他方，ウェルネスは，健康増進だけではなく，ありのままを受容しようとする考え方を重視している．野崎は，「ウェルネスに生きるには，まず自己受容ということが大切で，それは現在のありのままの自分を受け入れることである．自分の現状を受け入れ，自分の存在をありのまま受け入れ，この自分は地上に 1 人しかいない，かけがえのないものとして認めることがウェルネスの第一歩である」と述べている[4]．ウェルネス運動の第一人者であるトラビス（Travis J）も「自分自身を信頼し，受け入れ，理解し，許すこと，そこからウェルネスが始まる」と述べている[12]．

「健康」が身体面にのみに焦点を当てるのではなく，社会的，心理的，個人的な側面も重視するという点では，ウェルネスの考え方も同様である．しかし，ウェルネスは，健康増進だけでなく，ありのままを受容しようとする考え方が強い．どちらかというと安寧を求める志向である．その人らしさを保ち，癒し，共感することで，その人の強みを引き出し，潜在能力が最大限発揮されることを期待するものである（NOTE ④）．

ウェルネス志向の考え方

対象が現在おかれている状況をウェルネスの志向で捉えると，次の 4 つのパターンが考えられる．

（1）良い健康状態がさらにレベルアップしている

　現時点での健康状態は良好であり，さらにより高いレベルへ向かっている状態をいう（図2-1の①）．本来のウェルネスの考えに最も当てはまる状態である．ある健康な状態からさらに高いレベルに進んでいると考える志向であり，前述のウェルネスの定義からみても，本来の純粋なウェルネス志向であるといえる．また，正常な経過を辿って生理的に変化していく過程もこの視点が当てはまる．たとえば，産褥期の乳房の変化のように，妊娠中に乳腺が発達し，分娩後徐々に乳汁が分泌していく進行性の変化などはこの志向で捉えるとよい．

（2）良い健康状態のレベルを維持している

　現時点での健康状態は良好であり，そのレベルを維持している状態である（図2-1の②）．必ずしも健康状態がレベルアップしているわけではないが，今の状態が良好であるかどうか，良好な状態が維持されているかどうかに視点をおいた志向である．つまり，現時点での健康状態は良好であり，その健康レベルも下がっていないならば，それはウェルネスであるという考え方である．

（3）悪い健康状態であるが，良い方向へ向かっている・あるいは回復過程の途中であり，正常な状態に戻ろうとしている

　現時点の健康状態は良くないが，良い方向へ向かっている，つまり健康状態が悪いながらもそこからレベルアップしているという志向である（図2-1の③）．現時点での健康状態が良好ではない場合はウェルネスとみなさない立場もあるが，決して良好とはいえない状態であっても，そのなかで徐々に良好な状態へレベルアップしている点に視点をおくことが大切とする考え方である．病気の状態からの回復過程もこれに該当する．

（4）悪い健康状態であるが，これ以上悪化することなくそのレベルを維持している

　現時点での健康状態は悪いが，健康レベルのさらなる低下はみられない場合，その人にとって，そのレベルを維持できている状態であるという点に目を向けた志向である（図2-1の④）．これは回復の見込みがない場合なども該当する．たとえ健康状態がレベルアップする見込みがなくとも，これ以下に悪化することなく，その状態を何とか維持できる力があると捉える考え方である．高齢者の場合，「検査データが通常の成

▶ NOTE ④　　ネガティブ・ケイパビリティ

　ウェルネスは，"その人なりの良好・満足・丈夫"といった健康状態を内包した概念である．看護者はどうしても対象の問題点をみつけて解決していこうとする思考が働き，看護者本位のアセスメントやケアになってしまいがちであるが，あくまでも対象者本位でなければならない．この点で参考になるのが，帚木が紹介している「ネガティブ・ケイパビリティ」という考え方である[13]．ネガティブ・ケイパビリティとは，「答えの出ない事態に耐える力」あるいは「性急に証明や理由を求めずに，不確実さや不思議さ，懐疑の中にいることができる能力」「不安になりながらもそのプロセスに耐え続ける力」を意味している．

　私たちの脳には「わかろう」とする生物としての方向性が備わっていて，さまざまな状況にいろいろな意味づけをして，わかったつもりになろうとする力が働く．しかし，問題解決だけを優先していると，解決できる問題にだけ着目し，本当の問いが見えなくなってしまうと帚木は指摘している．

　アセスメントやケアをする際に，このネガティブ・ケイパビリティの考え方を理解していると，ケアの対象者のみならず看護者にとっても強みとなるであろう．

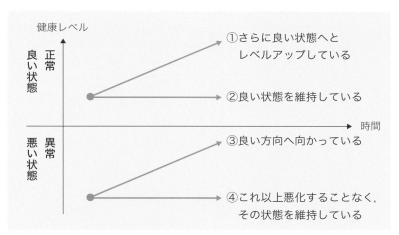

図 2-1 ウェルネス志向の 4 つのパターン

人の正常値の範囲外ではあるが，正常値に戻すために無理に服薬しなくても日常生活に支障をきたしていない」といったケースもこれに該当する．

問題志向型とウェルネス志向型

　1 つの現象をどう捉えていくか，このとき問題志向型を採択するかウェルネス志向型を採択するかによって全く異なる方向性が出てくる．前述のとおり，問題志向型は問題点を発見し，目標を設定することによって問題解決を目指す考え方である．他方，ウェルネス志向型は，今この人はどういう状態にあるのか，あるいはどういう方向に進もうとしているのかに焦点を当て，より良い変革の方向へ目を向ける考え方である．

　両者の違いを明らかにするために，「産後の子宮復古」のプロセスを例に考えてみよう（表 2-4 の例①）．問題志向型の場合，非妊時の状態を到達目標に設定し，現時点での状態が「子宮が非妊娠時の状態に戻っていない」のは，すなわち「異常」，あるいは「悪い状態」か「まだ足りない状態」となる．一方，ウェルネス志向型では，この人の子宮復古のプロセスは正常な生理的変化であり，先のウェルネス志向のパターン（図

2-1 の①）で考え，子宮はまだ非妊娠時の状態にこそ戻っていないが，「現在の状態は正常」とみなし，「今後も良い方向に進む」ものと捉える．

　このように，最初のアセスメントの段階で，どちらの志向でもってその現象を捉えるかによって，目を向けるところが違ってくるわけであり，さらに今後のかかわりの方向性も大きく違ってくるのである．

　また，問題志向型は，問題を解決するプロセスを経て，設定された目標を達成することができるという特徴をもつため，目標達成には必ず問題点が存在することが前提条件になっている．したがって，目標に向かって進むためには必ず問題点をみつけなければならない．たとえば，生理的変化を辿っている場合などは，進むべき目標が明確であるにもかかわらず，問題解決型で展開するために無理に問題点をつくるという本末転倒な結果になることが往々にしてある．

　前述の例でいうと，産後の子宮はまだ元に戻っていないから，「子宮を元の状態に戻す」「子宮復古を促す」という目標を設定し，その目標に向かって進むためには，現時点での子宮復古に関連した問題点をみつけ出さなければならない．その結果，生理的な変化でいうと現時点では正常な経過であるにもかかわらず，「子宮復古が遅れている」などの問題点をあえてつくる必要が出てくる．ときに「子宮復古不全の可能性がある」

表 2-4　問題志向型とウェルネス志向型の違い

	問題志向型	ウェルネス志向型
アセスメント	問題を発見し，目標を設定する ▼ 問題を解決していく	いま対象がどのような状態にあるか，あるいはどういう方向に進もうとしているかに焦点を当てる ▼ より良い変革の方向へ目を向ける
例① 産後の子宮復古	子宮が非妊娠時の状態に戻っていない	
	「異常」あるいは「悪い状態」「まだ足りない状態」⇒子宮復古が「遅れている」あるいは「不全の可能性がある」と問題化する．◎目標設定：問題解決のために子宮を元の状態に戻す，あるいは子宮復古を促す	「現在の状態は正常」「今後も良い方向に進む」(p.25 の図 2-1 のウェルネス志向のパターン①)⇒問題を無理に設定する必要はない．問題点はないが，ケアの必要性はあるという考え方から目標を設定する．◎目標設定：子宮復古を促す
例② 初産婦の育児	新生児の抱き方や授乳などに不慣れで，はじめての育児に戸惑いや不安を訴えている	
	問題あり ⇒問題解決へのかかわりと介入	はじめて育児を体験する母親が新生児の扱いに不慣れであるのは普通で，当然である．戸惑い不安 →　葛藤　← 育児への理想 向上心・意欲 葛藤は「うまくできるようになりたい」という心の表れでもある．この気持ちを表出できることが重要 ⇒対象の主体性を尊重し，本人のもっている力を引き出すかかわりと介入

など，実際にはそこまでは考えられない状態であっても無理に問題点をあげてしまうという現象が起こるのである．

もちろん，ウェルネス志向型においても，問題志向型と同様に「子宮復古を促す」という目標設定は可能であるが，その目標を達成するために必ずしもその人の状況に合わない問題点を無理に設定する必要はないのである．

さらに，問題志向型とウェルネス志向型では現象を捉える視点も異なるため，当然，看護のかかわりや介入の仕方にも違いが生じる．たとえば，初産婦で新生児の抱き方や授乳などが不慣れで，はじめての育児に戸惑いや不安を訴えている場合を考えてみよう（表2-4 の例②）．

問題志向型では，育児に戸惑いや不安を訴えている点や不慣れである点などを問題点としてあげ，その問題を解決していくための対象へのかかわりを考える．一方，ウェルネス志向型では，はじめて育児を体験する母親にとって，この時期に新生児の扱いに不慣れであるのは普通であり，当然のことと考える．また，うまくできるようになりたいという理想と，まだ上手ではないという現実とのズレから葛藤が生じているが，育児に対する戸惑いや不安の訴えは，うまくできるようになりたいという心の表れであるとも捉えることができる．さらに，そのことを表出できていることが重要であると考える．

つまり，ウェルネス志向型は「問題あり」の初産婦としてではなく，初産婦として「当たり前の状態」であると捉え，対象にかかわる．そうすることによって対象本人の主体性が尊重され，看護者側による一方的な教育や指導がなされるのではなく，本人のもっている力が引き出されるのである．

2 ウェルネス看護診断の特徴と意義

ウェルネス看護診断の定義

ウェルネス看護診断に関する代表的な定義を以下に紹介する.

● より良い健康状態を目指している状態だけではなく, 今が良い状態であればそれもウェルネスであると考える（川野）[14].
● ウェルネスのパターン, 健康的な反応, あるいはクライアントの健康上の強みに着目したアセスメントのデータからの結論である（Stolte KM）[2].
● ウェルネス看護診断は機能の改善に主眼があり, あるウェルネスのレベルからより高いレベルへ前進させることが目標である場合に限って使われるべきである（Carpenito J）[2]

筆者は, 川野の考えに賛成の立場であり, 本書では前述のウェルネス志向の捉え方をふまえてウェルネス看護診断を表 2-5 のように定義してみたい.

ウェルネス看護診断の特徴

（1）ありのままの状態を診断する

対象（患者・家族・地域）をアセスメントするとき, 対象の状態や反応の「ありのままの状態」を記述し, そのうえで診断する. 個人的な判断や偏見を入れず, 客観的に読み取るのである. このような捉え方が対象の力を引き出すための鍵になる.

ある現象や反応を見聞きしたとき, 看護者はつい「問題があるか・ないか」で判断をしてしまいがちである. これは, 対象を「困難を抱える人」と見なす思考につながる. そうではなくて, 対象の状態をありのままに捉えることで, その人のもつ強みの部分に目がいき, 力強いところが引き出される. さらに, それによって対象が安心感をもつことができるのである. また, このような捉え方は看護者の対象に対する偏見や思いこみをなくす, あるいは予防することにもつながる.

表 2-5 **本書におけるウェルネス看護診断（筆者の考え）**

対象（患者・家族・地域）の健康的な反応や情報を以下の視点でアセスメントし, 結論を統合して導き出した看護上の臨床判断である.

1. **ある健康レベルからさらにより高いレベルへ移行している.**
   または高いレベルへの移行を目指している.

2. **現在の状態が効果的に機能している.**
   1）今が良い状態にある.
   2）悪化することなく, その状態を維持している.

特徴

①ありのままの状態を診断する

②対象の強みとなっているところを診断する

③ポジティブな視点で診断する

意義

①正常な生理的変化のプロセスに対する看護診断ができる
　⇒問題点はないが，看護の必要性はあると考える
②思考そのものをウェルネスへ転換できる
　⇒ネガティブからポジティブへ
　　自分の強みや良いところを再発見する
③全人的な視点に立ったケアを可能にする
　⇒あらゆる角度からその人を捉え，その人のもつ
　　良いところや強みに着目する
　　生命力や自然治癒力を引き出す

コップに半分入っている水を見てどう捉えるか

「半分しか入っていない」……不足部分に目がいき，「まだ足りない」と考える

「半分入っている」…………ただありのままに捉える

「半分も入っている」…………これまでのプロセスに自信がつく

▼

この発想の転換が問題志向による思考を柔軟にする

図 2-2　ウェルネス看護診断の特徴と意義

（2）対象の強みとなっているところを診断する

　対象のもつ強み，つまり良いところや力になるところに目を向けることが，ウェルネス看護診断の2つめの特徴である．人は誰しも独自の健康上の強みとなるところをもっているはずである．苦しい体験も，後から振り返ってみると，その人の強みとなって残っていることがあり，その強みはその人がこれから生きていくうえでの大きな原動力になるに違いない．

　このような視点をもつことで，病気をもっている対象に対して，その人のすべてが病気ではなく，病気の部分もある人である，という診断を可能にする．たとえ健康状態の悪い人であっても，その人独自の強みを診断することによって，その人のもっている力を伸ばすことができる．治らない病気であっても，その病気とともに生きていくという力へ転化できるのである．

（3）ポジティブな視点で診断する

　ものごとには，必ず表と裏，光と陰の両面があり，この両面性に着目するのがウェルネスである．ある人やある出来事に遭遇したとき，その対象や出来事をどう捉えるかは，判断する側の捉え方によって大きく左右される．

　人間のものの見方の特徴として，足りない部分・欠けている部分・良くない部分など，ネガティブな面に目がいきやすい点が指摘されよう．しかし，それは物事の一面であって，視点を変えれば，同じ事柄でも長所となりうる場合がある．たとえば，「コップに水が半分入っている」という状況に対し，「半分も」入っているとみるか，「半分しか」入っていないとみるかの違いである（図 2-2）．

　目指しているレベルが高ければ，不足部分や未到達部分が気になり，「半分しか入っていない．あと半分入れるべき」となるであろうし，「自分なりにここまでできた」というプロセス自体に目を向ければ，「半分も入っている」と達成感・充実感を得て，これまでのプロセス自体に自信がつき，その自信が今後の力となるのである．

　このように，まずポジティブな志向を取り入れ，発

想の転換をするところがウェルネス看護診断の3つめの特徴であり，問題志向の呪縛から逃れるためにも，これは必要な手続きである．

ウェルネス看護診断の意義

（1）正常な生理的変化のプロセスに対する看護診断ができる

　妊娠・分娩・産褥の変化は病気ではなく生理的変化であり，ほとんどが正常なプロセスを辿る．ところが，正常なプロセスに対する看護診断はほとんどなかった．ゆえに，これまでの問題型看護診断は，正常な生理的変化の看護診断において実際的ではなかったといえる．

　マタニティサイクルにある対象者に焦点を当てて看護を展開する母性看護領域では，問題のない対象に出会うことが多い．対象にとって問題点はなくても，看護の必要性はある．たとえば，母性看護領域でよく行われている保健指導は，必ずしも問題点があるから行うケアではない．問題点はないが，看護の必要性があり，そこから出てきた「保健指導」というケアなのである．このような状況に最もふさわしいのがウェルネス看護診断である．つまりウェルネス看護診断は，正常な生理的変化のプロセスに適しているのである．

　また，この看護診断は，ライフサイクル各期における発達課題にも適応できる．ライフサイクル各期には，それぞれの発達課題があり，それは必ずしも問題点から導き出されたネガティブな課題だけではない．このような場合も，問題型ではなくウェルネス型の看護診断がより適している．つまり，健康な人に役立つ看護診断であるといえる．

（2）思考そのものをウェルネスへ転換できる

　対象を把握するとき，実在する問題やリスク問題ばかりに目を向けていると，対象は自分の力に自信をも

てなくなってしまう．たとえば，産褥早期の乳汁分泌は，豊富な分泌状態ではないのが普通である．このようなときに，問題型看護診断の視点で「乳汁分泌不全」と診断された場合，母親は今後の母乳育児への不安が大きくなり，母乳育児に継続して取り組んでいこうとする意欲をなくしてしまうことになる．一方，ウェルネス看護診断の視点で「日数に応じた乳汁分泌が進んでいる」と診断された場合，積極的・意欲的な方向に心が向いていく．つまり，思考そのものをネガティブからポジティブへと転換できるのである．これは，病気をもつ人にとっても同様の意義がある．病気をもつ人も，自分の強みや良いところを再発見することで，病気に対する積極的な姿勢が生じるのである．

（3）全人的な視点に立ったケアを可能にする

　第1章で述べたように，看護診断は問題型（実際に起こっている問題），リスク型（起こる危険性がある問題），ウェルネス型（良好な状態）の3つのタイプに分けられる．1人の人間を全体的に見たとき，問題点もあれば，良好なところもある．たとえ身体的に病気をもち，健康上の問題があったとしても，他方で精神的に強いなど良好なところも持ち合わせている．したがって，1人の人間に対して看護診断を行う場合，1つのタイプの看護診断だけでは，その人を全人的にみることができないのである．つまり，問題型・リスク型・ウェルネス型の3タイプの看護診断は，相互に補完する関係にあるといえる．

　前述した「コップに水が半分入っている」状況を例に説明するならば，「対象を全人的な視点でみる」とは，「コップ全体に着目する」ことを意味する．

　水が不足している部分に着目し，「なぜ水が半分しか入っていないのか」の原因を探り対策を考えるのが「問題型」である．ケアの対象に対面したとき，まず不足の部分に着目し，緊急性が高くないかどうかを見極めることは重要である．緊急性が高いほど，そこに着目し，優先して対応する必要がある．そして，今後水は増えていくのか，減っていくのか，変わらないの

かを診断する．もし減っていく可能性が高い要因を抱えているとしたら，その部分は「リスク型」となる．

他方，「水が半分入っている」というもう1つの事実にも着目し，片方の視点に固定化せず，ありのままに捉え，強みになる部分に着目した捉え方をするのが「ウェルネス型」である．

1人の人間に対して，3タイプのどれか1つの看護診断を単独で適用するのではなく，あらゆる角度から対象を捉えることが，人を全体として捉えるというこ

とである．看護者は，対象に必要なケアを考えるとき，どうしても不足の部分に目がいきやすい．しかし，「ウェルネス看護診断」を用いることで，対象がもっている良いところや強みにも目を向け，その人らしさを偏りなくみることができ，そのことが対象の生命力や自然治癒力を引き出すことにつながる．

このように，その人を全人的に捉えるウェルネス看護診断は，結果として病気の回復にも役立ち，全人的な視点に立ったケアを可能にするのである．

3 ウェルネス看護診断の実際

ウェルネス看護診断の構成

看護診断について記述する際は，型に応じた構成を選択することが望ましい（表2-6）．ウェルネス看護診断の場合は，健康上の問題となる「症状や徴候」を除いた二部構成か一部構成が適している．

（1）三部構成
「症状や徴候」「原因」「診断ラベル」の三部構成である．これはおもに問題型看護診断に用いられる．

（2）二部構成
「原因あるいは関連因子」と「診断ラベル」による二部構成である．マディンガー（Mundinger M）らの看護診断の枠組みによると，原因となる「条件」と，その条件に対する対象の「反応」を表す二部構成で記述されている[2]．母性看護診断における二部構成の記述例を示す．

・胎児の発育に関連して　健康状態は良好である．
・出産準備に関連して　母親役割の獲得が進んでいる．
・――に関連して　分娩に対する満足感がある．
・子宮収縮・悪露の状態に関連して　子宮復古は順調である．
・児との早期接触に関連して　（父親の）児の受容が始まっている．
・――に関連して　家族の支援は良好である．

（3）一部構成
「診断ラベル」のみの記述である．マディンガーらの看護診断の枠組みでいうと「反応」のみの記述となる[2]．「条件」を特定する必要がない場合の記述である．あるいは，「反応」だけでなく，良好なところをそのまま記述してもよい．一部構成の記述例を示す．
・父親としての役割意識が芽生えつつある．
・分娩に対して主体的に取り組んでいる．
・産褥日数に応じた乳汁分泌状態である．
・父親の児に対する愛着が始まっている．
・児の子宮外生活への適応は順調である．

表2-6　看護診断の構成

	構成	表現の仕方
三部構成	1. 症状や徴候 2. 原因 3. 診断ラベル	「症状や徴候」の「原因」に関連した「診断ラベル」
二部構成	1. 原因あるいは関連因子 2. 診断ラベル	「△△（原因・関連因子）」に関連して 「○○（診断ラベル）」である
一部構成	1. 診断ラベル	「○○（診断ラベル）である」 「○○が順調である」 「○○が始まっている」「○○が進んでいる」 「○○しつつある」

ウェルネス看護診断の表現スタイル

ウェルネス看護診断の表現スタイルは，進行形で表したものが多い．なぜなら，ウェルネス看護診断はプロセスそのものに着目した診断であるためである．診断ラベル（＝反応）は，前述の「ウェルネス志向の4つのパターン」（p.25の図2-1）のように，現時点の健康レベルから今後どの方向に向かおうとしている状態なのか，そのプロセスに着目して記述することになるため，当然，進行形での記述が多くなる．

ウェルネス看護診断における留意点

(1) 強みのアセスメントでは条件を設定する

今まで繰り返し述べてきたように，ウェルネス看護診断は，①良いところはありのまま捉え，②厳しい状況のなかにあっても，少しでも良いところがあればそこに着目し，③ある現象や反応に対してポジティブな視点を大切にすることが特徴である．たとえ対象が病気をもっていても，看護者がその人の良いところ，健康上の強みとなるところに焦点を当ててかかわることで，対象や家族の意欲が引き出され，健康増進・疾病予防へとつながる．

看護者が対象の健康上の強みに着目しアセスメントするためには，まず看護者自身がウェルネス志向へと発想を転換すること，そして，強みのアセスメントを導き出すための条件を設定することが必要である．

看護者は，対象や家族に影響を与えている条件（因子）をアセスメントし，彼らの健康上の強みを導き出し，診断するが，この「健康上の強み」には，さまざまな価値観や文化背景が影響を及ぼす．対象がどのような社会環境のなかで生活し，どのような影響を受け，どのような価値観が培われてきたのかによって「反応」

の現れ方は異なる．同様に，看護者自身にもさまざまな社会・家庭環境等によって培われた価値観があり，その価値観を背景にして，患者の「反応」をアセスメントすることになる．つまり，看護者自身の価値観も「強みのアセスメント」に影響を及ぼすのである．

しかし，看護者の独断と偏見でもってアセスメントしてしまったり，対象の1つの「反応」に対するアセスメントが，看護者によって大きく異なっていたりすることはあってはならない．ゆえに強みのアセスメントをする際は，その条件設定が必要となる．たとえば，「妊娠を受容している」とアセスメントする場合，どのような条件でもって「妊娠の受容」とするか，その条件設定を明らかにしておく必要がある．

強みのアセスメントの条件設定について，明確な基準を示すことは困難であるが，次項以降に述べる留意点は，看護者の価値観や偏見がアセスメントに及ぼす影響を最小限に留めるために有用である．

(2)「ポジティブ志向」に固執しない

ウェルネス看護診断では，対象となる人や状況のプラス面とマイナス面の両面を見極めたうえでポジティブ志向をとるが，「ポジティブ志向」に固執すると，重要な問題点までもポジティブに捉えて診断してしまうおそれがある．これでは，対象を客観的に見ることができなくなり，実際には存在している問題点や異常状態を見落としてしまうことになる．

(3) 対象を良い方向へ無理やり引っ張っていかない

上記（2）に関連して，何でもポジティブに捉えすぎると，看護者が一方的に想定した良い方向へと対象を引きずり込む事態が生じる場合がある．ウェルネスの特徴は，ウェルネス志向で捉えることによって，対象の主体性を尊重し，その人が本来もっている力を引き出す点にある．ところが，看護者側の思いが先行すると，対象者本人の力を引き出すのではなく，看護者の望む方向へと対象を無理やり引っ張っていくことになってしまう．

(4) 「あるべき思考」に陥って対象を枠に はめようとしない

ポジティブであるべき，と考えるあまり，「こうあるべき」「こうあらねばならない」と，対象や家族を枠に当てはめようとしてしまう場合がある．対象の思いがなおざりになっていないか常に注意する．

(5) 問題が生じても，落胆したり否定したりしない

看護者がウェルネス志向にとらわれすぎると，対象やその家族に何か問題が生じた場合に，自分が望むウェルネスの範囲から逸脱したように感じられ，その問題を受け入れることができず，ダメな状況と捉えてがっかりしてしまうことがある．看護者がこのような態度・反応を示していると，対象や家族はネガティブな本音を表出しづらくなる．

あるいは，対象や家族から表出された本音や反応に対して，看護者が「そんなことないですよ」と否定したり，「弱音をはいてはダメですよ」と励ましたりと，不適切な対応をしてしまう危険性がある（対象者の反応や問いかけに対して，看護者が「逃避」「否定」「励まし」をすることは，もっとも悪い対応パターンといわれている）．

(6) 自分の価値観を相対化する冷静さと 客観性をもつ

前述のとおり，看護者自身もそれぞれの価値観を

もっており，時としてその考えに基づき対象をアセスメントする．しかし，看護者の価値観と，対象や家族の価値観との間に大きなズレがある場合，対象や家族の価値観に基づいた反応を看護者が問題視してしまうことがある．

看護者は自分の価値観を相対化する冷静さをもち，つねにより客観的であろうとする姿勢を貫くことが大切である．

(7) ジェンダーにおけるダブルスタンダード （二重規範）に注意する

「ジェンダー」（gender）とは，生物学的な性別(sex)に対して，社会的・文化的につくられる性別であり，性役割の違いによって生まれる性別を意味する（NOTE ⑤参照）．

「ジェンダーにおけるダブルスタンダード（二重規範）」とは，同じ行動をとっていても，女性と男性では異なる基準で評価されることをいう．たとえば，女性に対しては「不適切」とされ，批判される行動が，男性に対しては批判されない，あるいは，同じ行動でも男性だと称賛されることさえある．男女で評価に違いが生まれる根底には，「女性として好ましい役割や行動」という社会通念があり，女性がそれに反すると，社会規範や期待から逸脱しているとして批判される．逆に，「男性に期待される役割」等の社会通念も存在し，女性の場合には批判されない言動が，男性の場合には

▶ **NOTE ⑤**　　性の多様性

「性」には，生物学的な性（sex），社会的・文化的な性（ジェンダー）のほかにも，性的指向や性自認などさまざまな要素がある．

現在，国内外において性の多様性についての理解が広がり，性的マイノリティを表す言葉「LGBTQ」〔Lesbian（レズビアン；女性同性愛者），Gay（ゲイ；男性同性愛者），Bisexual（バイセクシャル；両性愛者），Transgender（トランスジェンダー；心と体の性が異なる人），Queer／Questioning（クィアまたはクエスチョニング；性的指向・性自認が定まらない人）の頭文字をとった略語〕等も一般に知られるようになっている．実際にはLGBTQ以外にもさまざまな性があり，たとえば米国版Facebookでは50をこえる性別が設定され，さらにそれらに当てはまらない性別のため「others」の選択肢も用意されている．

批判されるというパターンもある.

　妊産婦やその家族のケアの場面においても, このようなダブルスタンダードが存在し, 育児に関しては母親への期待が高く, 期待通りにできないと「問題ありの母親」とみてしまう傾向がある. 一例として, 以下の場面での看護診断について考えてみよう.

　初産婦で育児に慣れていない母親に対して, 看護師が児の抱き方やおむつ交換, 沐浴指導等の育児技術指導を行う. ぎこちない手つきで練習をしている母親に対して, 看護師は「育児技術未習得」という看護診断名をつける.

　一方, 来院した父親が「退院後の児の沐浴は自分が毎日行う」とはりきっている. 看護師は父親に対して, 児の抱き方やおむつ交換, 沐浴指導等の育児技術指導を行う. 母親と同じように, あるいは母親よりももっとぎこちない手つきで練習をする父親に対して, 看護師は「育児に積極的」「育児に協力的」という看護診断名をつける.

　育児技術の習得度自体は母親も父親も同じであるにもかかわらず, 異なる診断名がつけられている. 現場でよくあるケースではないだろうか. これは, ジェンダーに対する価値観の現れであり, ダブルスタンダードである. さらに付け加えるならば, そもそも自分の子どもなのに「育児に協力的」という表現は変ではないか. もちろん, 妊娠期から分娩期・産褥期のマタニティサイクルにおける母と子のつながりを考えると, 母親に対する期待の大きさが評価に反映されていると解釈できるかもしれない. しかし, ジェンダーにおけるダブルスタンダードを自覚すると, ケアの対象に対する見方が広がり, 多角的に物事を把握でき, 母親にも父親にも寄り添った看護診断とケアが可能になる.

　たとえば, 看護者が「母親ならできてあたりまえ」という先入観をもっていると, それが暗黙のメッセージとなって母親を苦しめてしまう場合がある. 看護者が,「母親だけが子育てをするのではない」「皆, 最初はできないところからスタートする」「完璧にできなくても児は育つ」といった姿勢で母親や父親, その他の家族にかかわっていれば, 皆が安心して育児や見守りができるようになるだろう. ただし, 虐待の一つであるネグレクトにつながっていないかの判断は必要である.

　ケア場面では, ジェンダーにおけるダブルスタンダードに関して気になる事例が多々あると考えられる. 自分が経験した事例等をスタッフカンファレンスなどで取り上げ, 話し合って共有し, 自分自身の意識のもち方や価値観を見直す機会としてほしい.

文献
1) 内薗耕二, 他監修：看護学大辞典. 第4版, メヂカルフレンド社, 1994.
2) Stolte KM 著, 小西恵美子, 他訳：健康増進のためのウェルネス看護診断. 南江堂, 1997.
3) Smith JA 著, 都留春夫, 他訳：看護における健康の概念. 医学書院, 1997.
4) 野崎康明：ウェルネスマネジメント. メイツ出版, 2006.
5) 前大道教子, 松原知子編：ウェルネス公衆栄養学. 医歯薬出版, 2016.
6) 徳岡孝夫監修：情報・知識 imidas イミダス別冊. 集英社, 1988.
7) Huber M et al：How should we define health? BMJ, 343：d4163, 2011.
8) 常葉恵子, 他編：看護英和辞典. 医学書院, 1992.
9) 永井良三, 他編：看護学大辞典. 第6版, メヂカルフレンド社, 2013.
10) 松村 明 編：大辞林. 第4版, 三省堂, 2019.
11) 上鶴重美：知っておきたい変更点　NANDA-I 看護診断定義と分類 2021-2023. 医学書院, 2022.
12) 野崎康明：ウェルネスの理論と実践. 丸善メイツ, 1997.
13) 帚木蓬生：ネガティブ・ケイパビリティ―答えの出ない事態に耐える力. 朝日新聞出版, 2017.
14) 川野雅資編：難病患者の看護診断とケアプラン. 廣川書店, 1999.

第 **3** 章

事例から学ぶ
看護過程の実際

1 妊婦の事例展開

1 妊婦の全体像

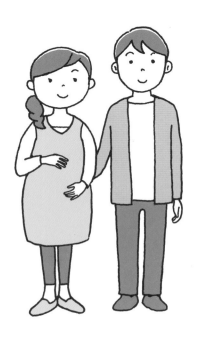

心理・適応過程
- 妊娠経過を通して心理的変化がある
- 妊娠を受容する
- 胎児を受容していく
- ボディイメージが変化する
- 生活行動（衣・食など）が変化する
- 定期的に妊婦健康診査を受ける
- バースプランを立て，プランにそった準備をする
- 出産・育児準備を進める

家族・適応過程
- 父親としての自己を受容する
- 家族として役割を決めて行動していく

母体の状態
- ホルモン動態が変化する
- 循環器系，筋骨格系，消化器系などが変化する
- 生殖器（子宮，腟，外陰，乳房）が変化する
- 合併症が起こりやすい
- マイナートラブルが起こりやすい

生活・社会環境
- 子育てに適した生活環境に整える
- 社会資源・諸制度を活用する
- 妊娠・出産・育児に関する情報を得る
- 就労妊婦の場合は妊娠・出産・子育てに向けて就労状況を調整する

胎児および胎児付属物の状態
- 胎児の発育・発達が進む
- 胎盤が完成する
- 胎児付属物が胎児を育み，妊娠を維持するよう機能する

2 妊娠期のアセスメント項目と診断に必要な視点

アセスメント項目	診断に必要な視点
1．母体の状態	**1）妊娠週数に応じた身体の生理的変化であるか** （1）呼吸器系（呼吸など） （2）循環器系・血液（血圧，脈拍，血液検査など） （3）消化器系（食事，排便など） （4）代謝系（体温，糖，蛋白質など） （5）筋骨格系（姿勢など） （6）腎・泌尿器系（排尿など） （7）子宮（大きさ，形態，子宮収縮，子宮頸部など） （8）腟，外陰部（分泌物など） （9）乳房 （10）皮膚（妊娠線，色素沈着など） （11）体重 （12）マイナートラブル **2）妊娠経過に影響を及ぼす因子はどうか** （1）年齢 （2）身長・非妊時の体重（非妊時のBMI） （3）既往歴・合併症 （4）妊娠・分娩歴，月経歴 （5）家族歴 （6）感染症 **3）身体の変化に応じたセルフケア行動はとれているか** （1）日常生活行動 ①食事・栄養 ②排泄 ③動静と活動 ④姿勢 ⑤衣服 ⑥清潔 ⑦嗜好 ⑧性生活 （2）身体の変化に関する判断力，対処行動
2．胎児および 　胎児付属物の状態	**1）胎児の数と胎位・胎向・胎勢はどうか** **2）妊娠週数に応じた胎児の発育であるか** （1）腹囲，子宮底長，腹部触診 （2）超音波断層法 　〔胎嚢（GS），頭殿長（CRL），児頭大横径（BPD），推定胎児体重（EFW）など〕 **3）胎児の健康状態はどうか** （1）胎動 （2）胎児心拍数〔胎児心拍数陣痛図（CTG）所見など〕 （3）胎児奇形 （4）バイオフィジカルプロファイルスコア（BPS）

アセスメント項目	診断に必要な視点
2．胎児および　胎児付属物の状態（つづき）	**4）胎児付属物の状態はどうか** （1）羊水量（量など） （2）胎盤（位置，機能など） （3）卵膜（破水の有無など） （4）臍帯（血流計測，巻絡，下垂，胎盤付着部位など）
3．心理・適応過程	**1）心理状態はどうか** （1）心理（精神）状態（表情，態度，話し方など） （2）妊娠に対する気持ち（受容など） （3）ボディイメージの変化 （4）ストレス対処行動 **2）母親への適応過程はどうか** （1）胎児に対する気持ち（受容など） （2）受診行動 　①妊婦健康診査の受診 　②母子健康手帳の活用 （3）出産・育児準備行動 　①知識・技術の獲得（クラスの受講など） 　②身体的準備（妊婦体操，呼吸法，運動，体重コントロールなど） 　③心の準備（入院の準備，出産の準備など） 　④出産の準備（入院時の物品，育児用品など） 　⑤バースプラン（出産場所，本人と家族の出産に対する希望，出産施設との調整など） 　⑥母乳育児の準備 　⑦産後の準備（産後の手配，育児技術など） **3）心理・適応過程に影響する因子はどうか** （1）妊婦に関する因子 　①今回の妊娠過程 　②妊娠・分娩歴 　③育児経験，育児のお手本の存在 　④価値観 　⑤性格 （2）胎児に関する因子 　①胎児の健康状態 （3）その他 　①家族 　②経済状況
4．家族・適応過程	**1）家族関係はどうか** （1）家族構成 （2）家族間の関係 （3）家族の健康状態 **2）新しい家族関係への適応過程はどうか** （1）妊娠に対する気持ち（受容など） （2）妊婦に対する気持ち （3）胎児に対する気持ち

アセスメント項目	診断に必要な視点
4. 家族・適応過程 （つづき）	（4）出産に向けての準備 （5）育児に向けての準備 3）家族の受容状況はどうか
5. 生活・社会環境	1）生活環境はどうか （1）住居 （2）病院までの距離 2）社会資源・諸制度を活用できるか （1）保健・医療サービスなど 　①妊婦健康診査受診票 　②母性健康管理指導事項連絡カード （2）地域の子育てネットワークなど 3）就労状況はどうか （1）就労内容・時間 （2）各種制度の利用 　（産前・産後休業，妊娠・出産等を理由とする不利益取り扱いの禁止など） （3）職場の福利厚生の状況，職場環境 4）社会活動はどうか

3 正常妊婦の看護過程の展開（妊娠30週）

👤 Aさんの紹介

<基礎情報>
- Aさんは 34 歳，夫は 36 歳でともに公務員．4 年前に結婚し，市内のアパート（3 LDK）に 2 人暮らし.
- 既往歴なし.
- 身長 168 cm，非妊時体重 58 kg（BMI 20.5）.
- 2 妊 0 産（2 年前に妊娠 8 週の自然流産 1 回）.
- 夫婦ともに望んだ妊娠であり，どちらの両親にとっても初孫で児の誕生を待ち望んでいる．家族関係は良好である.

<妊娠経過>
- 妊娠経過は順調で，現在妊娠 30 週 2 日.
- 妊娠初期の血液検査は，Hb 13.6 g/dL, Ht 36.0%，随時血糖 87 mg/dL，感染症（－）.

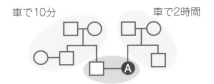

車で10分　　　車で2時間

🔍 Aさんのアセスメントから結論まで

アセスメント項目とAさんの情報	Aさんのアセスメント	アセスメントの結論
1．母体の状態		
1）妊娠週数に応じた身体の生理的変化であるか		

> **ワンポイント・ウェルネス❶**
> 妊娠中の身体の変化は，①妊娠週数に応じているのか，②前回の妊婦健診時からの変化はどうかに焦点を当ててアセスメントする.

アセスメント項目とAさんの情報	Aさんのアセスメント	アセスメントの結論
〈妊娠 30 週 2 日〉 ・呼吸数 16 回/分，呼吸リズムは規則的 ・血圧 120/67 mmHg，脈拍 78 回/分，動悸なし，熱感なし	・呼吸の数と型は正常であり，脈拍の数とリズムは正常で動悸もなく，血圧は収縮期血圧 140mmHg 未満かつ拡張期血圧 90mmHg 未満であり正常．また，発熱はない	● バイタルサインは正常であり，順調である
・Hb 11.3 g/dL，Ht 34.3%（妊娠 30 週）	・妊娠 30 週前後は貧血になりやすい．動悸や疲労感もなく，血液検査の Hb と Ht は正常範囲内である	● 妊娠性貧血はない
・排便 1 回/1〜2 日 ・下肢浮腫（＋）朝には消失 ・尿蛋白（－），尿糖（－）	・排便パターンに変化はない ・朝には消失する下肢浮腫は生理的である	● 便秘はない
・「トイレの回数が増えました」 ・就寝中の排尿はない	・排尿回数は増えたが，子宮の増大によるものと考えられるため，正常範囲内である	● 排尿は良好である
・子宮底長 27 cm（2 週間前より＋ 1 cm） ・腹囲 87.5 cm（2 週間前より＋ 1.5 cm）	・子宮底長の伸びは妊娠週数相当であり，腹囲の急激な増減もない	● 生殖器の変化は順調である
・体重 62.4 kg（非妊時＋ 4.4 kg，2 週間前より＋ 0.5 kg）	・非妊時からの増加量は，「妊産婦のための食生活指針」（厚生労働省，2021）の体重増加量指導の目安の範囲内である	● 体重増加は生理的範囲内である

アセスメント項目とAさんの情報	Aさんのアセスメント	アセスメントの結論
・子宮頸管長 40 mm（妊娠 24 週） ・「赤ちゃんが動くとお腹が張りますが，横になるとすぐに治まります」 ・腰痛なし ・腟分泌物は透明で少量のみ ・性器出血（－）	・胎動時に腹部緊満はみられるものの臥床により消失することや，妊娠 24 週の子宮頸管長や性器出血（－）であることから正常範囲内と考える	● 腹部緊満は生理的範囲内である
・「乳房が大きくなりました」 ・「乳房や腹部がときどき痒い」 ・「妊娠線予防のため保湿しています」 ・疲労感なし	・乳房の増大やそれに伴う皮膚の伸展による皮膚の掻痒は正常範囲内である	

2）妊娠経過に影響を及ぼす因子はどうか

・年齢 34 歳 ・身長 168 cm，非妊時体重 58 kg（BMI 20.5） ・既往歴，合併症なし	・若年初産婦や高年初産婦ではない ・身長は 150 cm 以上であるから，児頭骨盤不均衡のリスク因子はない ・肥満妊婦はリスク要因が高くなるが，Aさんの BMI は 20.5 と「ふつう」であるためリスクはない	● 身体的ハイリスクはない
・妊娠・分娩歴は 2 妊 0 産（妊娠初期の自然流産 1 回） 「流産を経験していたので，すぐにでも子どもが欲しいと思っていました．とてもうれしいです」 ・近親婚ではない ・夫・両親ともに今回の妊娠を喜んでいる ・感染症なし	・前回の自然流産は妊娠初期に発症した．今回はすでに妊娠 30 週まで順調に経過しているため，今後の妊娠経過にマイナスの影響を及ぼすリスク因子になるとは考えない	● 心理的・社会的ハイリスクはない

3）身体の変化に応じたセルフケア行動はとれているか

> **ワンポイント・ウェルネス❷**
>
> 妊娠期間を順調に過ごすためには，妊婦自身が身体の変化に応じて生活行動を適応させていくことが大切である．食事・栄養，排泄，動静と活動，姿勢，衣服，清潔，嗜好，性生活などの生活行動について，妊婦自身が状況に応じて対処していくセルフケア行動をアセスメントする．その際，非妊時の生活行動に関する情報を活用することも重要である．

〈食事・栄養〉		
・偏食なし，喫煙なし，飲酒なし ・「食欲があって，結構食べちゃうんです．でも間食はしないように注意しています」 ・「体重を増やさないように動いたほうがいいと思って，計画して散歩をしています」 ・妊娠 30 週で体重増加量 4.4 kg ・Hb 11.3 g/dL，Ht 34.3%（妊娠 30 週）	・偏食せずに栄養に気をつけている ・適切な体重増加を意識して，食事の摂り方に留意し，適度な運動をしている	● 栄養バランスを理解している ● 体重の自己管理をしている

アセスメント項目とＡさんの情報	Ａさんのアセスメント	アセスメントの結論
〈排泄〉 ・排便 1 回 / 1 ～ 2 日 ・「1 日排便がないときは，意識して野菜を食べて体操をします．朝にコップ 1 杯のお水を飲むと大丈夫です」	・排便状態を意識し，便秘にならないうちに食事の工夫や体操をするなどの対処行動をとれている	● 便秘予防の対処行動をとっている
〈動静と活動〉 ・睡眠時間は約 7 時間，夜間覚醒なし ・「体重を増やさないように動いたほうがいいと思って，計画して散歩をしています」 ・「座っていることが多い仕事なので，1 ～ 2 時間おきにトイレに行き，身体を伸ばして動かしています」 ・動作はゆったりとし，腹部をかばう行動が見られる	・睡眠は，夜間覚醒もなく良好である ・身体の変化を意識した行動をとっている	● 睡眠はとれている ● 状態に合わせた生活行動をしようとしている
〈姿勢〉 ・お腹をやや突き出した姿勢	・姿勢は，腰仙骨部が前弯しているため，腰背部痛の原因になりやすい	● 腰痛になりやすい姿勢である
〈衣類〉 ・ヒールの低い靴をはき，お腹を締め付けない衣服を着用している	・ヒールが低く身体の重心の前方移動を抑える靴をはいており，靴の選択は適切である．服装にも注意している	● 衣類の選択は適切である
〈清潔〉 ・毎日入浴する	・入浴による清潔保持はできている	
〈嗜好〉 ・情報なし		

2. 胎児および胎児付属物の状態

> **ワンポイント・ウェルネス❸**
> 週数に応じた胎児の発育であるかを見ると同時に，今後の経過も推測して，順調に発育していくのかをアセスメントする．

1）胎児の数と胎位・胎向・胎勢はどうか

・単胎，第 2 胎向，頭位	・胎児の数と胎位・胎向・胎勢は分娩の難易に影響があるため，妊娠後期の観察は重要である．現在の胎児の状態は単胎，第 2 胎向，頭位であり，胎位・胎向はこのまま経過すれば経腟分娩可能である	● 胎位・胎向は正常である

アセスメント項目とAさんの情報	Aさんのアセスメント	アセスメントの結論

2) 妊娠週数に応じた胎児の発育であるか

・子宮底長 27 cm(2週間前より+1 cm) ・腹囲 87.5 cm(2週間前より+1.5 cm) ・超音波断層法にて BPD 75.1 mm,EFW 1,470 g,±0.0 SD(2週間前 EFW 1,163 g,±0.0 SD)	・子宮底長の伸びは妊娠週数相当であり,腹囲の急激な増減はなく順調である ・胎児の発育評価は,超音波断層法により胎児の推定体重を算出し,妊娠週数別の胎児体重基準値と比較して行う.胎児体重基準値は±0.0SD であり正常範囲内である.2週間前からの発育も順調である	● 子宮底長の伸びから胎児の順調な発育が予測される ● 推定胎児体重は順調である

3) 胎児の健康状態はどうか

・「お腹の中でよく動きます」 ・胎児心拍数 146 bpm ・超音波断層法にて胎動活発で胎児奇形なし	・母親は胎動を確認できており,超音波断層法からも胎動が活発なことが確認できた ・正常な胎児の心拍数は 110～160 bpm である.この胎児の心拍数は正常範囲内で,リズム不整もない ・超音波診断法にて胎児奇形はなく順調である	● 胎児の運動は良好である ● 胎児心拍動は順調である ● 胎児奇形はなく順調である

4) 胎児付属物の状態はどうか

・羊水量 AFI 12 cm ・胎盤の付着部位は前壁,低置(−) ・臍帯動脈2本・静脈1本,臍帯動脈血流波形は正常 ・破水はしていない	・羊水の量は正常範囲である ・胎盤付着の部位は分娩進行を妨げない位置である ・臍帯は動脈と静脈の本数が正常で,血流状態も良好である ・破水はないため子宮内感染の可能性はなく,妊娠を継続できる	● 羊水量は良好である ● 胎盤の付着部位は良好である ● 臍帯は良好である ● 卵膜は良好である

3. 心理・適応過程

> **ワンポイント・ウェルネス❹**
>
> 妊娠期の心理・精神状態は妊娠時期にも影響を受けやすいため,妊娠週数を考慮するとともに,妊婦の言葉や動作,表情なども注意して観察し,アセスメントすることが重要である.

1) 心理状態はどうか

・表情は穏やかであり笑顔で話す ・行動に落ち着きがある ・「流産を経験していたので,すぐにでも子どもが欲しいと思っていた.とてもうれしいです」「女の子のようです.名前も考え始めました」	・妊娠8か月は一般的に精神的にも落ち着いている時期であり,表情や行動からも落ち着きがみられる.精神状態は安定している ・望んでいた妊娠であり,子どもの名前を考えるなど,妊娠を受容している	● 精神状態は安定している ● 妊娠を受容している

アセスメント項目とAさんの情報	Aさんのアセスメント	アセスメントの結論
・「急にお腹が大きくなったような気がします」と笑顔で話す ・動作はゆったりとし，お腹をかばう行動がみられる	・体型の変化に応じた衣服を着用して，お腹が大きくなったことを喜びと捉え，ゆっくりとした動作を行うなど，妊娠を受容し，ボディイメージの変化に応じた行動をとっている	●ボディイメージの変化に適応している
・「もうすぐ産休に入るので，少しホッとした気持ちです」	・産休間近であり，仕事というストレスから解放される安堵感が感じられる．また，その気持ちを表出できている	●不安やストレスの気持ちを言語表出している

2）母親への適応過程はどうか

> **ワンポイント・ウェルネス❺**
>
> 妊婦は妊娠を受容し，胎児を受容していく経過を辿りながら，母親としての役割を獲得していく．そのプロセスにおいては，時に葛藤を生じることもあるが，母親になっていくプロセスの1つとして考える．

アセスメント項目とAさんの情報	Aさんのアセスメント	アセスメントの結論
・「女の子のようです．名前も考え始めました」	・児の誕生を楽しみにしており，児の受容はできている	●児を受容している
・妊婦健診を予約し，予約した日時に受診をしている ・ときどき夫同伴で妊婦健診に来ている ・母子健康手帳に必要事項を記入している	・妊婦健診は欠かさず受診し，ときどき夫も同伴している．また母子健康手帳への記載もできており，受診行動は適切である	●受診行動は適切である
・母親学級のほかにペアクラス受講	・母親学級やペアクラスを受講し，学んだことを生活に取り入れるなど，出産に向けて準備を行っている	●出産の準備を計画的にしている
・「妊婦健診で動いたほうがいいと言われたので，散歩をしています」	・妊婦にとって身体を動かすことは良いことであると理解して行動に移している	
・「夫立ち会い分娩をしようと話し合い，ペアクラスも受講したのですが，出産のビデオを見て，夫が怖いと言い始めました」	・夫と分娩についての話し合いが行われている．バースプランを確認しながら支援をする必要がある	●バースプランを立てている
・「産休に入ったら子どもの物をいろいろ買い揃えようと思っています」	・育児用品を整えようとしており，育児準備行動を始めようとしている	●育児用品を整えようとしている
・「できれば母乳で育てたいと思っています．でも母乳が出るかどうかわかりません．乳房の手入れは出産後でいいのでしょうか？」	・母乳で育てたいと考えており，そのために必要な乳房の手入れなど，母乳育児に必要な情報を求めている	●母乳育児に必要な情報を求めている
・産休後1年間育児休業の予定 ・「産後は里帰りをせずにアパートへ戻ります．夫の両親にどのような協力をお願いするのかを考えています」	・産後の生活を思い描きながら，家族の援助をどのように受けるかを考え始めている	●産後の準備を考えている

アセスメント項目とAさんの情報	Aさんのアセスメント	アセスメントの結論

3）心理・適応過程に影響する因子はどうか

・夫婦ともに望んだ妊娠である ・「流産を経験していたので，すぐにでも子どもが欲しいと思っていました．とてもうれしいです」	・流産の悲嘆体験からは回復し，前向きに社会的役割をみつけている	●妊娠に関連したリスク因子はない
・ときどき夫同伴で妊婦健診に来ている ・母親学級のほかにペアクラス受講	・夫は妊婦と一緒に出産や育児について考えるなど積極的に取り組もうとしている	●夫は積極的である
・子どもがいる友人から，出産や育児の話を聞いている	・出産や育児の情報を得ることができる友人がいる	●出産や育児の相談ができる友人がいる
・胎児の発育は順調で健康状態は良好である	・胎児の発育や健康状態は良好であり，Aさんも安心している	●児は健康である
・夫婦ともに仕事をしている	・予定した妊娠であり，出産・育児に対する経済的不安はないと思われる	●出産や育児に対する経済的不安はない

4. 家族・適応過程

> **ワンポイント・ウェルネス❻**
> 妊娠期は，父親となるパートナーや他の家族が胎児を受容し，それぞれの役割変化を受容していく期間でもある．また，役割関係を調整する期間でもあり，そのプロセスに着目し，アセスメントする．

1）家族関係はどうか

・4年前に結婚して2人暮らし ・ときどき夫同伴で妊婦健診やペアクラスに来ている ・夫婦どちらの両親も健康である ・両家の家族関係は良好である	・夫婦はともに健康で2人暮らしをしている．また，夫婦で妊婦健診やペアクラスを受講するなど，夫婦関係は良好である．両家の両親は健康で家族関係は良好である．以上より，夫婦の兄弟関係の情報は不足しているが，おおむね家族関係は良好といえる	●夫婦・家族関係は良好である

2）新しい家族関係への適応過程はどうか

・夫婦ともに望んだ妊娠であり，どちらの両親にとっても初孫で児の誕生を喜んでいる ・「妻のお腹に手をあてて，子どもに話しかけています」 ・「夫は市の父親学級にも参加しましたよ」 ・「夫立ち会い分娩をしようと話し合い，ペアクラスも受けたのですが，出産のビデオを見て，夫が怖いと言い始めました」 ・「子どもの名前を2人で考えているんですが，なかなか意見が合わないんですよ」	・夫は妊娠を喜び，胎児へ語りかける行動もみられ，妊婦健診や父親学級，ペアクラスに参加して必要な情報を求めている．また，立ち会い分娩や子どもの名前について考え始めており，夫は父親役割に適応し始めている ・夫婦の両親は初孫を楽しみにしており，妊娠や児の受容はできている	●夫は父親役割に適応し始めている．夫婦の両親も妊娠や児の受容をしているため，新しい家族関係への適応はできている

アセスメント項目とＡさんの情報	Ａさんのアセスメント	アセスメントの結論
3）家族の受容状況はどうか		
・ときどき夫同伴で妊婦健診に来ている ・夫は「子どものお風呂は自分がやりたい」と話している ・「産後は里帰りをせずにアパートへ戻ります．夫の両親にどのような協力をお願いするのかを考えています」 ・実家は車で 2 時間，夫の実家は車で 10 分の距離	・夫は妊婦健診へ同行しており，立ち会い分娩を検討したり，産後の生活についても具体的にイメージしたりと，受容過程が進んできている ・産後の生活を思い描きながら，家族の援助をどのように受けるかを考え始めている	● 夫の受容過程は進んできており，妊娠・分娩・育児について考え始め，一部は実施されている ● 産後の家族の協力体制を整えようとしている

5. 生活・社会環境

> **ワンポイント・ウェルネス❼**
>
> 妊娠期は，生活環境を見直し，また活用できる社会資源やサポート体制について情報を得ながら，安心して過ごし，子育てできる環境を整えていく時期である．また，仕事をもつ女性であれば，妊娠・出産・育児中の仕事の調整を行っていく期間であり，そのプロセスをアセスメントする．

アセスメント項目とＡさんの情報	Ａさんのアセスメント	アセスメントの結論
1）生活環境はどうか		
・住居は静かな住宅街にあるアパートの 2 階で，日当たりは良く，部屋の間取りは 3LDK である ・徒歩 15 分のところに食料品や生活日用品を取り扱う店舗がある ・出産病院までは車で 20 分程度 ・近所付き合いはあまりない	・生活用品が揃う店舗が徒歩圏内で，病院までの距離は車で約 20 分である．また，子育て環境としては住宅が静かなところにあり，日当たり良好で部屋の広さも適当と考える ・近所付き合いがあまりないことについては情報収集と支援が必要である	● 妊娠期を快適に過ごせる環境である
2）社会資源・諸制度を活用できるか		
・妊婦健診時には妊婦健康診査受診票を使用している ・「産休に入ったら，保育園を探します」 ・市の父親学級へ参加した	・必要な社会資源は活用されているが，それ以外にも出産・育児に関する社会資源はたくさんあるため，どの程度知っているかを確認し，今後必要と思われる社会資源についても情報を提供する必要がある	● 母子保健サービスを活用している
3）就労状況はどうか		
・「座っていることが多い仕事なので，1～2 時間おきにトイレに行き，身体を伸ばして動かしています」	・自分で工夫して仕事に取り組む姿勢がある	

アセスメント項目とAさんの情報	Aさんのアセスメント	アセスメントの結論
・産前休暇8週間，産後は1年間育児休業取得予定である ・「足にむくみがあるので，病院から母性健康管理指導事項連絡カードをもらって勤務先に提出しました」 ・「仕事の引き継ぎも少しずつ始めています」	・職場の規定や産休，育児休業などの福利厚生について調べて活用しようとしている	● 職場の福利厚生制度を活用しようとしている

4）社会活動はどうか

・母親学級などの受講をしている ・子どもがいる友人との交流がある ・近所付き合いはあまりない	・母親学級への参加や友人とのつながりをもつことで，不安や悩みを相談できる仲間づくりが期待できる．近隣や地域の活動参加について情報収集をする必要がある	● 社会とつながりをもって活動をしている

✓ Aさんの看護診断リスト

　Aさんの情報に基づくアセスメントとその結論から，看護診断に必要な因子（条件）をp.37〜39の「アセスメント項目」ごとに整理し，各因子（条件）から導き出される看護診断をあげてみましょう．

アセスメント項目	看護診断リスト
母体の状態	#1　母体の状態は妊娠週数に応じて順調である **条件**・妊娠週数に応じた身体の変化である ・妊娠経過に影響を及ぼすリスク因子はない ・身体の変化に応じたセルフケア行動がとれている
胎児および胎児付属物の状態	#2　胎児付属物の状態は良好で，胎児の発育は順調で健康である **条件**・胎位・胎向は正常である ・胎児の発育は妊娠週数に応じて順調である ・胎児の健康状態は良好である ・胎児付属物の状態は良好である
心理・適応過程	#3　母親の心理状態は安定しており，母親役割に適応し始めている **条件**・心理状態は安定している ・母親役割に適応し始めている ・心理・適応過程を妨げる因子はない
家族・適応過程	#4　新しい家族を迎えるための役割調整を進めている **条件**・夫婦・家族関係は良好である ・夫は妊娠・分娩・育児について考え始め，父親に適応し始めている ・夫婦の両親は妊娠や児の誕生を受容している
生活・社会環境	#5　妊娠・出産・子育てのための生活・社会環境が整いつつある **条件**・妊娠期に適した生活環境である ・必要な社会資源・諸制度を活用できている ・就労状況は良好である ・社会活動は順調である

📝 母親役割への適応についての統合図

A さんの看護診断リスト「# 3　母親の心理状態は安定しており, 母親役割に適応し始めている」を例に考えてみましょう.

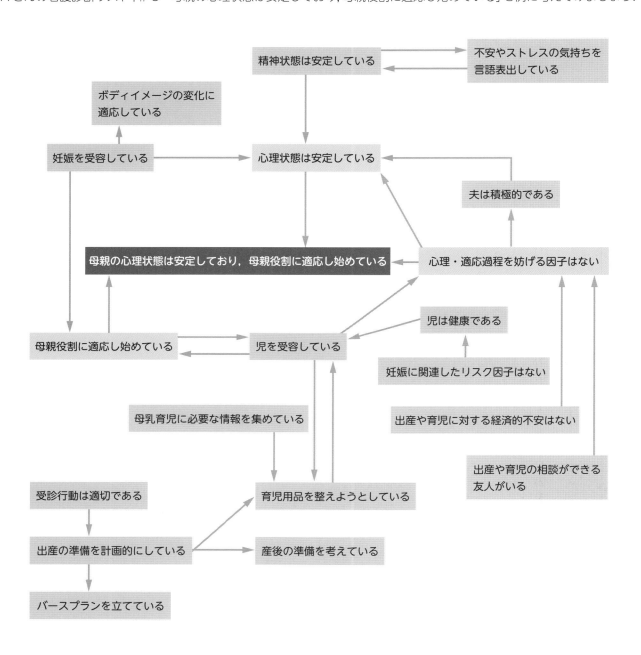

A さんへの看護介入

看護診断

以下の条件により「＃ 3　母親の心理状態は安定しており，母親役割に適応し始めている」
・心理状態は安定している
・母親役割に適応し始めている
・心理・適応過程を妨げる因子はない

短期目標（次回妊婦健診時までに期待される結果）

1. 児や出産に対しての思いを表出できる
2. 産休中の生活調整について理解できる
3. 出産準備を進めることができる
4. 母乳育児に必要な準備を進めることができる
5. 夫や家族と一緒に出産や育児に向けての準備ができる

具体的な方法	
OP （観察計画）	1）妊娠後期に向けての思い 　①出産に対して 　②自分自身の身体に対して 　③家族関係に対して 2）児の健康状態に対する期待や不安 3）表情，態度 4）不安や否定的感情表出の有無 5）産休前後の生活行動の変化 6）母親学級，ペアクラスで学んだことの活用状況（妊婦体操など） 7）入院に向けての準備状況（入院時必要物品の準備，交通機関の確認など） 8）乳房・乳頭・乳輪部の状態と手当て状況 9）育児用品などの準備状況 10）夫や家族との役割調整の進み具合
TP （ケア計画）	1）胎児心音を聞こえるようにする 2）超音波画像により児の状態を説明する 3）思いが表出できるような環境づくり，関係づくりをする 4）話を聴く（感情の受容） 5）出産準備・育児準備状況を確認する
EP （教育計画）	1）すぐに受診しなければならない症状について確認する 2）腹部が急に大きくなる時期であるため，生活行動や腰痛予防について支援する 3）バースプランの作成を支援する 4）乳房の手当ての方法を説明する 5）産休中の生活の注意点（時間の使い方，栄養摂取と運動のバランスなど）を説明する 6）貧血予防の説明をする

4　切迫早産妊婦の看護過程の展開（妊娠30週）

👤 Bさんの紹介

<基礎情報>
- Bさんは38歳，会社員．4年前に結婚し，夫（36歳）と市街地のマンション（25階，4LDK）に2人暮らし．
- 既往歴なし．
- 身長157 cm，非妊時体重54 kg（BMI 21.9）．
- 1妊0産．不妊治療（人工授精）後の妊娠であり，夫や両親家族ともに今回の妊娠を喜んでいる．

<妊娠経過>
- 現在妊娠30週0日．
- 昨日から下腹部緊満感と軽い腰痛が持続するため，定期健診を1日繰り上げて受診したところ，切迫早産と診断された．

- 子宮収縮抑制剤と，自宅安静で経過を観察し，1週間後に再受診することになった．
- 妊娠初期の血液検査は，Hb 12.1 g/dL，Ht 36.7%，随時血糖92 mg/dL，感染症（−）．

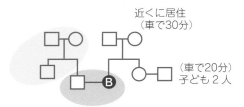

近くに居住
（車で30分）

（車で20分）
子ども2人

🔍 Bさんのアセスメントから結論まで

アセスメント項目とBさんの情報	Bさんのアセスメント	アセスメントの結論

1．母体の状態

> **ワンポイント・ウェルネス❶**
>
> 妊娠中の貧血は発症頻度が高く，その発症時期はおおよそ決まっている．このように，妊娠期の疾患によっては正常から逸脱しやすい時期を予測できるものもある．そのため，妊婦健診時には定期の健診項目に加えて，その時期に罹患しやすい疾患を念頭におき，健診項目や検査結果を関連づけてアセスメントをすることが必要である．

1）妊娠週数に応じた身体の生理的変化であるか

〈妊娠30週0日〉		
・呼吸数16回/分，呼吸リズムは規則的 ・血圧108/64 mmHg，脈拍72回/分，体温36.8℃，熱感なし	・呼吸の数と型は正常であり，脈拍の数とリズムは正常で動悸はなく，血圧は収縮期血圧140 mmHg未満かつ拡張期血圧90 mmHg未満であり正常．また，発熱はない	● バイタルサインは正常であり順調である
・動悸，疲労感なし ・Hb 11.8 g/dL，Ht 35.3%	・動悸や疲労感はなく，血液検査のHbとHtは正常範囲内である	● 妊娠性貧血はない
・排便は1回/日	・排便パターンに変化はない	● 便秘はない

アセスメント項目とBさんの情報	Bさんのアセスメント	アセスメントの結論
・排尿回数は1週間前から増えているが1回量は少ない（13回／日），夜間排尿2回 ・排尿時痛や残尿感はない ・尿蛋白（－），尿糖（－） ・体温36.8℃	・1週間前から排尿回数が増えた．しかし，尿検査は正常で排尿時痛や残尿感はなく，発熱もないことから，膀胱炎などの感染の可能性は少ない．1回の排尿量が少ないことや夜間に排尿が2回あることから，膀胱圧迫による尿意の増加も考えられる．子宮収縮による膀胱圧迫の可能性もある	●子宮収縮に伴う排尿回数増加の可能性がある
・子宮底長27cm（2週間前より＋2cm）	・子宮底長の伸びは妊娠週数相当であり，腹囲の急激な増減はなく順調である	●子宮底長の伸びは順調である
・腹囲90m（2週間前より＋1cm） ・体重60.0kg （2週間前より+0.3kg）	・体重は，非妊時BMIの21.9から判断すると体重増加量指導の目安の範囲内である	●体重増加は生理的範囲内である
・軽い腰痛の持続がある．立位姿勢は軽度前屈	・前屈姿勢になることで腰背部の筋骨格系への負担が大きい ・子宮収縮に伴う軟産道の伸展や拡張に起因して排尿回数の増加や腰痛を発症することがある	●子宮収縮に伴う腰痛の可能性がある
・昨夜より下腹部緊満感が持続しているため，1日早く受診した ・切迫早産と診断され，子宮収縮抑制剤の内服と自宅安静で経過観察をして1週間後に受診することになった	・持続している子宮収縮を自覚して主体的に受診した ・投薬と行動制限の治療をして，治療評価を1週間後に行う必要がある	●正常ではない子宮収縮の自覚がある
・子宮頸管長30mm（妊娠30週） ・性器出血なし ・がん胎児性フィブロネクチン検査は陰性	・子宮頸管長は30mmで正常境界であるが，性器出血はなく，がん胎児性フィブロネクチン検査は陰性で感染徴候はない	●子宮頸管の熟化を促す徴候はない
・外陰部の静脈瘤なし	・外陰部は正常である	●外陰部の状態は良好である
・「乳房が大きくなってきました」 ・妊娠線，皮膚の掻痒感なし ・下肢浮腫（－）	・乳房の発育は良好である	●乳房の状態は良好である

2）妊娠経過に影響を及ぼす因子はどうか

・年齢38歳 ・身長157cm，非妊時体重54kg（BMI 21.9） ・既往歴，合併症なし ・妊娠・分娩歴は1妊0産．不妊治療（人工授精）後の妊娠である ・家族は健康で，遺伝的背景はない ・近親婚ではない ・夫・両親ともに今回の妊娠を喜んでいる ・感染症なし	・年齢35歳以上の初産婦はリスクがある ・不妊症治療後の妊娠はリスクがある ・身長は150cm以上であるから，児頭骨盤不均衡のリスク因子はない ・肥満妊婦はリスク因子が高くなるが，BさんのBMIは21.9と「ふつう」であるためリスクはない ・内科的疾患合併症はない	●高年初産婦である ●不妊治療後の妊娠である ●体格，既往歴，家族歴，感染症についてリスク因子はない

アセスメント項目と B さんの情報	B さんのアセスメント	アセスメントの結論
3）身体の変化に応じたセルフケア行動はとれているか		
〈食事・栄養〉 ・非妊時 BMI 21.9 ・妊娠 30 週で体重増加量 6.0 kg（2 週間で＋0.3 kg） ・Hb 11.8 g/dL，Ht 35.3%（妊娠 30 週）	・体格区分は「妊産婦のための食生活指針」（厚生労働省，2021）によると「ふつう」であり，体重増加量指導の目安の範囲内であるため適切な食事行動ができている ・血液検査では Hb11.0 g/dL 以上で妊娠性貧血はみられない	●適切な食事行動ができている
〈排泄〉 ・「ここ 2 日間くらいはいつもより尿回数が多いです．夜もトイレに 1 〜 2 回行きます」と話すが，困った様子はない ・排便は 1 回／日	・尿が膀胱に貯留することで，子宮収縮を助長するおそれがある．尿意を我慢せずに，適宜排尿行動をとっている ・便秘はない	●頻尿を自覚して対応できている
〈動静と活動〉 ・「産休が近いので，仕事の整理をしておこうと残業していました．それで睡眠時間がいつもより少ない日が続いていました．これからはしっかり寝ます」 ・「職場には産休までの期間，診断書を出して休ませてもらいます」 ・「家事や買い物は，夫や母親に協力してもらい，お腹が張らない程度に家の中で生活することでいいでしょうか」 ・「夜もトイレに 1 〜 2 回行きます」	・子宮収縮を自覚しながらも仕事を優先してしまい，必要な安静や休息，睡眠をとっていなかった．しかし，子宮収縮の原因を自己分析し，夫や家族の協力を得ることや仕事の調整をするなど，子宮収縮の軽減に向けて考えることができている	●必要な睡眠・休息がとれていない ●子宮収縮軽減に向けて行動しようとしている
〈姿勢〉 ・立位がやや前屈み	・腹部緊満があるため腹壁を弛緩させる姿勢になっているが，この姿勢は腰背部の負荷を大きくする姿勢である	●腰背部に負荷が大きい姿勢である
〈衣服〉 ・「ウエストを調整できるようなものを選んでいます」 ・「身体を冷やさないように，レッグウォーマーや腹巻を着用しています」	・体型の変化に応じた衣服を着用している ・冷え性は，マイナートラブルや異常妊娠・分娩の影響因子になりえる．保温の工夫をしている	●体型の変化に応じた衣服を着用している ●保温に留意している
〈清潔〉 ・毎日入浴，洗髪をしている ・「お腹が張るときは入浴時間を短くしています」	・入浴・洗髪は適切に行われている．お腹が張るときは落ち着くのを待ってシャワー浴を短時間にするなど，症状に合わせた方法を説明することで，理解し，実行できると考えられる	●入浴・洗髪を体調に合わせて行っている

アセスメント項目とBさんの情報	Bさんのアセスメント	アセスメントの結論
〈嗜好〉 ・「妊娠前はたまにビールを一口飲むことがありましたが，妊娠してからはやめました」 ・「コーヒーはやめられません．妊娠する前は1日3〜4回飲んでいました．妊娠してからはカフェインレスのコーヒーを飲んでいます」	・飲酒はやめ，コーヒーはカフェインを控えるなど，胎児への影響を考えて行動ができている	●嗜好の調整をしている
〈性生活〉 ・「結婚して2年目から不妊治療を始めました．子どもは2人欲しいです」	・家族計画について夫と話し合うことができている．切迫早産の症状が落ち着くまでは性生活を控えることも必要であり，夫にもそのことを理解してもらう必要がある	●性生活について夫と話し合える状況である

2. 胎児および胎児付属物の状態

1）胎児の数と胎位・胎向・胎勢はどうか

・単胎，第2胎向，頭位	・胎児の数と胎位・胎向・胎勢は分娩の難易に影響があるため，妊娠後期の観察は重要である．現在の胎児の状態は正常分娩に有利であるが，今後も胎位の変換の可能性がある	●正常分娩に有利な胎児の数と位置である

2）妊娠週数に応じた胎児の発育であるか

・腹囲90cm（2週間前より+1cm） ・子宮底長27cm（2週間前より+2cm）	・子宮底長の伸びは妊娠週数相当であり，腹囲の急激な増減はなく順調である	●子宮底長の伸びから胎児の順調な発育が予測される
・超音波断層法にて，BPD 74.2mm，EFW 1,313g，−0.8SD（2週間前1,062g，−0.7SD）	・胎児体重基準値−1.5SDが胎児発育不全の判断指標である．EFWの結果は胎児体重基準値−0.8SDであり正常範囲内である．よって，子宮収縮による児の発育への影響はない	●推定胎児体重は順調である

3）胎児の健康状態はどうか

・「子どもは，最近よく動きます」 ・超音波断層法にて胎動活発で胎児奇形なし ・BPS未実施	・母親は胎動を確認できており，超音波断層法からも胎動が活発なことが確認できた ・超音波診断法にて胎児奇形なく順調である	●胎児の運動は良好である ●胎児奇形はなく順調である
・胎児心拍数140〜150bpm明瞭（ドップラーにて）	・胎児心拍数は正常範囲内である	●胎児心拍動は順調である
・臍帯動脈2本・静脈1本，臍帯動脈血流波形は正常	・血流計測の結果が正常範囲内であったことから胎児は低酸素状態ではなく，子宮収縮による影響はない	●胎児は低酸素状態ではない

アセスメント項目と B さんの情報	B さんのアセスメント	アセスメントの結論
4）胎児付属物の状態はどうか		
・羊水量 AFI 16 cm	・羊水の量は正常範囲である	●羊水量は良好である
・胎盤の付着部位は子宮底後壁	・胎盤付着の部位は分娩進行を妨げない位置である	●胎盤の付着部位は良好である
・臍帯動脈 2 本・静脈 1 本，臍帯動脈血流波形は正常	・臍帯は動脈と静脈の本数が正常で血流状態も良好である	●臍帯は良好である
・破水はしていない	・がん胎児性フィブロネクチン検査は陰性である．破水はないため子宮内感染の可能性はない	●卵膜は良好である
・がん胎児性フィブロネクチン検査は陰性		

3. 心理・適応過程

> **ワンポイント・ウェルネス❷**
>
> 正常からの逸脱がある場合，妊婦自身はその状況をどのように受け止めているのか，また，どのように対処しようとしているのかを十分に聴き，妊婦自身がもっている力をアセスメントすることが必要である．

1）心理状態はどうか

アセスメント項目と B さんの情報	B さんのアセスメント	アセスメントの結論
・「お腹の子どもは，最近よく動きます．それでお腹が張るのかと思っていました」 ・「今日切迫早産と言われてビックリしました．一応入院の準備はしておいたほうがいいですね…」と驚いた様子で話す ・「仕事の整理をしておこうと残業していました．それで睡眠時間がいつもより少ない日が続いていました」と思い出しながら話す ・「家事や買い物は，夫や母親に協力してもらい，お腹が張らない程度に家の中で生活するということでいいでしょうか」と考えながら話す	・切迫早産であることを理解して受け止めている．仕事で無理をしたことや睡眠・休息が十分とれていなかったことを原因と考え，安静の必要性を理解している．また，これから自宅で安静を守りながら，どのように生活したらよいかを自分なりに考え対処しようとしている	●切迫早産であることを受け止めている
・「結婚したとき，すぐに子どもが欲しいと思っていたので，治療して妊娠できてとてもうれしいです」と笑顔で話す ・「夫がとても楽しみにしてくれています」	・待ち望んだ妊娠である．妊娠したことを夫とともに喜んでいる．妊娠を受容できている	●待ち望んだ妊娠である
・「胸が大きくなって驚いています」 ・「友達が大きくなったお腹をなでてくれました．うれしいですね」	・友人の言葉などからボディイメージの変化を喜びとして受け止めている	●ボディイメージの変化を喜びとして受け止めている

アセスメント項目とBさんの情報	Bさんのアセスメント	アセスメントの結論
・「妊娠前はたまにビールを一口飲むことがありましたが，妊娠してからはやめました」 ・「コーヒーはやめられません．妊娠する前は1日3〜4回飲んでいました．妊娠してからはカフェインレスのコーヒーを飲んでいます」	・飲酒の楽しみをやめたが，コーヒーは自分で工夫して継続している．バランスをとって調整している	● ストレス対処行動ができている
・「職場には産休までの期間，診断書を出して休ませてもらいます」 ・「家事や買い物は，夫や母親に協力してもらい，お腹が張らない程度に家の中で生活するということでいいでしょうか」	・職場や家庭において，自分にできないことは周囲から協力を得ることができている	
・「子どもが2人いる妹とときどき電話で話して気晴らしをします」	・妹が良い話し相手になっている	
2）母親への適応過程はどうか		
・「お腹の子どもは最近よく動きます」 ・「女の子ってわかったので，みんなで名前を考えているのですが，なかなか決まりません」	・胎動の変化を感じたり，胎児の反応を不思議そうに話したり，また家族で子どもの名前を考えたりするなど，胎児を家族の一員として捉えている	● 児を家族の一員として受容している
・妊婦健康診査を休まず受けている． ・「昨夜からお腹が張るので，健診予定日ではないのですが来てみました」と身体の状態に合わせて受診した	・妊婦健診を定期的に受けている．また，自覚症状から異常を判断し，適切な受診行動ができている	● 受診行動は適切で，正常からの逸脱を自己判断し受診している
・母親学級を受講した ・「呼吸法とかは，母親学級の資料を参考に思い出しています」 ・「産休に入ったら運動のために散歩を考えていましたが，無理そうですね」 ・「産休に入ってから育児用品を整えようと思っていました」	・出産に対する身体と物品の準備は産休に入ってから行う予定であり，まだ始めていない．入院の準備もまだ整っていないが，切迫早産の診断を受けたため，急いで準備を整えようとしている	● 出産準備はしていないが，早急に入院準備を整えようとしている
・「立ち会い分娩にしようと夫と話しています」 ・「今日切迫早産と言われてビックリしました．一応入院の準備はしておいたほうがいいですね…」 ・「夫の立ち会い出産は早産になったら無理でしょうね．やっぱり10か月に入るまでは安静ですね」	・夫立ち会い分娩というバースプランをもっている．また，早産など異常が起これば，そのプランが実行できないと考え，それが安静を守って正期産分娩をしようという意欲にもなっている	● バースプランをもっている
・「母乳で育てようと思っています．乳房の手入れはまだ始めていません」	・母乳で育てたいと考えている．腹部の張りがあり，症状が落ち着くまでは乳房・乳頭への刺激を避けるよう説明する	● 母乳育児を考えている

アセスメント項目とBさんの情報	Bさんのアセスメント	アセスメントの結論
3）心理・適応過程に影響する因子はどうか		
・希望した妊娠である ・「結婚したとき，すぐに子どもが欲しいと思っていたので，治療して妊娠できてとてもうれしいです」 ・「職場には産休までの期間，診断書を出して休ませてもらいます」 ・「家事や買い物は，夫や母親に協力してもらい，お腹が張らない程度に家の中で生活するということでいいでしょうか」 ・切迫早産の心配事を助産師に相談している	・不妊治療後の妊娠であるが，妊娠を受容しており心理的なリスクとなっていない ・切迫早産の徴候はあるものの，それを受け止め理解して，周囲のサポートも得られている ・希望した妊娠であり，出産・育児に必要な経済的準備は整えられていると考えられる ・切迫早産の診断後から生活行動に気を配り，入院準備を始めた	● 心理・適応過程に影響するリスク因子はなく，プラス因子がある ● 母親としての自覚が行動に現れている ● 不安の表出ができている
・「子どもが2人いる妹とときどき電話で話して気晴らしをします」 ・胎児の発育は順調で，健康状態も良好である	・実の妹には子どもが2人いるため，出産や育児の相談相手になってもらえる ・胎児は健康である	● 相談者がいる
・夫婦ともに働いている．Bさんは産休を取得予定であり，産休に入るまでの期間も休職する ・夫は積極的である	・共働きであり，産休や育児休業制度が取得できる職場環境である	● 妊娠や育児に対する職場環境が整っている
4．家族・適応過程		
1）家族関係はどうか		
・4年前に結婚して2人暮らし ・夫は健康である ・夫婦の両親・家族も健康で，家族関係は良好である ・「女の子ってわかったので，みんなで名前を考えているんですが，なかなか決まりません」	・夫婦はともに健康で2人暮らしをしていて，夫婦関係は良好である ・両家の両親は健康で家族関係は良好である．家族みんなで今回の妊娠を喜んでおり，一緒に名前を考えるなど良好な関係である	● 夫婦関係は良好である ● 両家ともに家族関係は良好である
2）新しい家族関係への父親の適応過程はどうか		
・「結婚したとき，すぐに子どもが欲しいと思っていたので，治療して妊娠できてとてもうれしいです」 ・「夫の立ち会い出産は早産になったら無理でしょうね．やっぱり10か月に入るまでは安静ですね」 ・「赤ちゃんのお風呂は夫がとてもやりたがっているので，まかせることにしています」	・夫は妊娠を喜び，胎児へ語りかける行動もみられる．また，立ち会い分娩について考え始めており，父親役割に適応し始めている	● 夫の受容は進んでおり，父親役割に適応し始めている

アセスメント項目とBさんの情報	Bさんのアセスメント	アセスメントの結論
・「夫がとても楽しみにしてくれていて，お腹をなでて赤ちゃんに話しかけるんですが，赤ちゃんもわかっているようで動きます」 ・「夫や私の両親も楽しみにしています」	・夫婦の両親を含む家族は妊娠を喜び，出産を楽しみにしており，児の受容はできている．また，児の名前を決めようとしており，新しい家族関係ができ始めている	● 夫婦の家族は児を家族として受容して家族関係ができ始めている

3）その他の家族の受容状況はどうか

・妊娠30週，切迫早産，自宅療養となる ・「近くに両親と実妹が住んでいます．何かあった時は助けてくれます」 ・「家事や買い物は母親にも協力してもらうことにします」	・育児に向けての役割調整を考え始めている ・切迫早産で自宅安静が必要であるが，夫や実母との関係は良好であり，家族で調整ができると考えられる	● 出産・育児に向けた家族の役割調整を始めようとしている ● 実父母と実妹の協力が得られる状況にある

5. 生活・社会環境

1）生活環境はどうか

・市街地の40階建てマンションの25階，4LDK ・車で30分のところに両親，車で20分のところに妹が住んでいる ・日当たりが良く，比較的静かである ・病院・大型スーパー・保健センターまでは車で10分程度（歩いて20〜30分）の距離にある	・マンションの25階であり，部屋の広さも育児を行ううえで十分な広さである．近くに援助者となる両親や妹が住んでおり，通院や買い物など日常生活に便利な場所である	● 住環境は良好である ● 通院や買い物に便利な環境である

2）社会資源・諸制度を活用できるか

・妊婦健診時には妊婦健康診査受診票を使用している ・「病院から母性健康管理指導事項連絡カードをもらって活用すれば身体に無理をしなかったかな」と振り返る ・「1年間休もうと思っているので，いろいろなお母さん方のサークルに参加しようと思います．市の広報やインターネットで探せますよね？」	・法的な諸制度を把握して活用できている．今後早産になった場合の医療制度や母子保健事業についても知っておく必要がある ・地域のサポート体制についての情報を得て活用しようとしている．情報の取得方法は理解できている	● 母子保健サービスを活用している ● 地域のサポート体制を活用しようとしている

3）就労状況はどうか

・会社員である ・「産休が近いので，仕事の整理をしておこうと残業していました．それで睡眠時間がいつもより少ない日が続いていました」	・会社員であり，産休の活用を理解している ・残業をしなければ終わらないほどの仕事量であった．職場の規定を活用し，診断書を提出して休職する予定である	● 職場の規定や産休，育児休業などの福利厚生について活用しようとしている

アセスメント項目とBさんの情報	Bさんのアセスメント	アセスメントの結論
・1年間の育児休業を取得予定 ・「職場には産休までの期間，診断書を出して休ませてもらいます」 ・「職場には悪いけど，仕方ないですね」	・産休や育児休業の取得による職場への気兼ねがあり，無理をしていた．切迫早産と診断されたことで「申し訳ない思いはあるものの，仕方がない」という思いに変わった	
4）社会活動はどうか		
・「職場には産休までの期間，診断書を出して休ませてもらいます」 ・「1年間休もうと思っているので，いろいろなお母さん方のサークルに参加しようと思います．市政の広報やインターネットで探せますよね？」	・仕事を通して社会とつながりをもっているが，切迫早産のために休職をすることになった．職場の規定に従って責任をもって手続きを行い，会社と良好な関係が保たれている ・産後は積極的に地域とつながりながら育児をしようとしている	● 会社や地域と良好につながりをもつ姿勢がある

✓ Bさんの看護診断リスト

　Bさんの情報に基づくアセスメントとその結論から，看護診断に必要な因子（条件）をp.37～39の「アセスメント項目」ごとに整理し，各因子（条件）から導き出される看護診断をあげてみましょう．

アセスメント項目	看護診断リスト
母体の状態	#1　切迫早産への対処行動をとりながら，母体を良好な状態へ回復させようとしている **条件**　・切迫早産の徴候がある 　　　　・ハイリスク妊娠のリスク因子がある 　　　　・切迫早産を理解して，身体の状態に合わせてセルフケア行動をとり始めている 　　　　・妊娠週数に応じた順調な身体の変化である
胎児および 胎児付属物の状態	#2　胎児の発育および胎児付属物の状態は順調である **条件**　・胎児の数と位置は正常である 　　　　・胎児の発育は妊娠週数に応じて順調である 　　　　・胎児の健康状態は良好である 　　　　・胎児付属物の状態は良好である
心理・適応過程	#3　切迫早産を受容して，母親役割行動をとろうとしている **条件**　・切迫早産を冷静に受け止めている 　　　　・母親としての役割行動をとり，適応は順調である 　　　　・心配事があっても主体的に適宜対処できている
家族・適応過程	#4　家族は役割調整をしながら，母体の回復を支援し始めている **条件**　・夫婦・家族関係は良好である 　　　　・夫婦とその家族は，児を家族として受容して家族役割の適応が始まっている 　　　　・家族の協力が得られる状況にある
生活・社会環境	#5　生活・社会環境は整いつつある **条件**　・生活環境は良好である 　　　　・必要な社会資源・諸制度を活用できている 　　　　・就労状況は良好である 　　　　・会社や地域と良好につながりをもつ姿勢がある

切迫早産への対処行動についての統合図

Bさんの看護診断リスト「#1 切迫早産への対処行動をとりながら，母体を良好な状態へ回復させようとしている」を例に考えてみましょう．

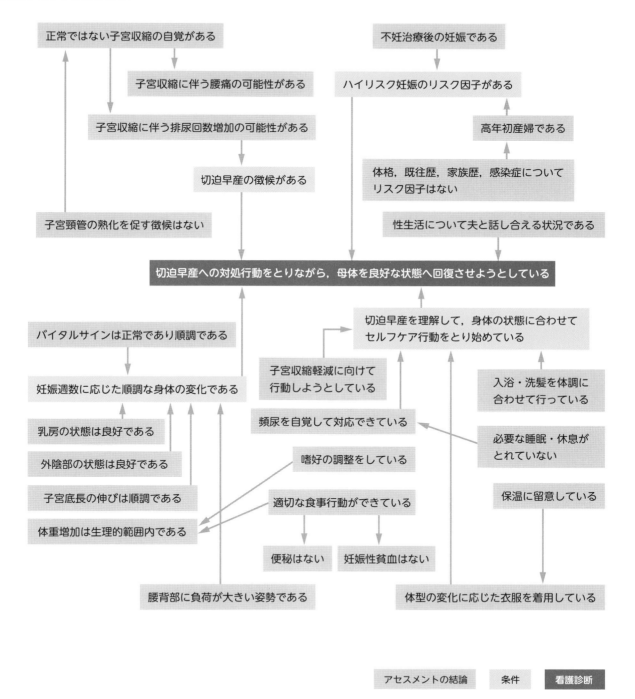

🫶 B さんへの看護介入

看護診断

以下の条件により「#1　切迫早産への対処行動をとりながら，母体を良好な状態へ回復させようとしている」
・切迫早産の徴候がある
・ハイリスク妊娠のリスク因子がある
・切迫早産を理解して，身体の状態に合わせてセルフケア行動をとり始めている
・妊娠週数に応じた順調な身体の変化である

短期目標（次回妊婦健診時までに期待される結果）

1. 切迫症状が増悪した場合，病院へ連絡・受診できる
2. 症状を増悪させない生活動作のポイントを理解し，実施できる
3. 安静を保ちながら，快適に生活する

具体的な方法	
OP （観察計画）	1）子宮収縮状態 2）性器出血・破水の有無 3）子宮頸管の状態 4）母体の健康状態（バイタルサイン，顔色，貧血や妊娠高血圧症候群など異常の有無） 5）胎児の健康状態 6）動静と切迫早産症状との関連 7）生活行動の変化（自己管理の状況） 8）夫や家族の反応や協力
TP （ケア計画）	1）腹部触診や内診などの診察は手際よく短時間で行う 2）仰臥位時はギャッチアップする 3）診察までの待ち時間の間，必要時，側臥位で休めるよう配慮する 4）生活行動の変化や工夫していることなどを確認し，不安や疑問にこたえる 5）必要時，夫や家族への働きかけをする
EP （教育計画）	1）お腹が張る場合は横になり，落ち着いてからゆっくり行動するようにする 2）症状が落ち着くまで，乳房の手入れや性生活を避ける 3）子宮収縮抑制剤の内服により便秘になりやすいため，野菜など食物繊維の多いものや水分摂取を勧める 4）すぐに受診しなければならない症状とその対応について確認する 5）緊急入院に備え，必要物品の準備を整える 6）転倒などの事故に注意するよう説明する 7）必要時，生活指導を行う（動静，清潔，家事など）

2 産婦の事例展開

1 産婦の全体像

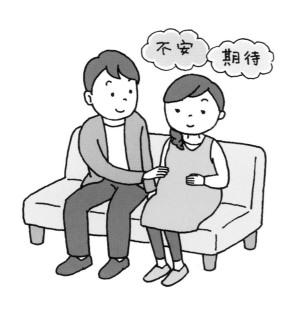

不安　期待

胎児（新生児）および胎児付属物の状態
- 胎児は生まれてくる力をもっている
- 胎児は分娩ストレスを受けやすい
- 胎児は生まれるために変化（応形機能，回旋）をする
- 子宮内（胎児）から子宮外（新生児）の生活へ適応する

心理・適応過程
- 分娩経過を通して心理的変化がある
- 出産への期待と不安がある
- 分娩に自分なりに取り組む

家族・適応過程
- 出産への期待と不安がある
- 児を迎える期待と不安がある
- 産婦と一緒に出産に臨む

分娩の進行状態
- 陣痛は次第に増強する
- 陣痛間隔が短く，発作が長くなっていく
- 子宮口が開大する
- 胎児は産道を通過する
- 産婦は産む力をもっている

母体の状態
- 分娩進行に伴って身体の大きな変化がある
- 分娩進行のためのエネルギーが必要である
- 食欲が落ち，吐き気・嘔吐が起こる場合がある
- 発汗が激しい

生活・社会環境
- 安全で快適な環境を求める
- 家族とゆったり過ごせる環境を求める
- 家族を迎える環境を整える

2 分娩期のアセスメント項目と診断に必要な視点

アセスメント項目	診断に必要な視点
1．分娩の進行状態	**【分娩第 1 期，第 2 期】** **1）分娩の時期に応じた進行状態かどうか** （1）分娩開始と分娩の時期 　①陣痛発来の有無（分娩開始の時刻） 　②分娩開始からの時間的経過 　③子宮口開大 （2）娩出力の状態 　①陣痛周期 　②腹圧の状態（分娩第 2 期） （3）産道の状態 　①子宮頸管の成熟度（ビショップスコア） 　②会陰・腟 　③直腸（肛門哆開） 　④産徴（性状，量） （4）胎児下降の状態 　①胎児心音最良聴取部位 　②回旋 　③内診所見 　④努責感の有無 （5）破水の状態 　①破水の時期 　②羊水流出量 　③羊水混濁の有無 （6）産婦の状態 　①産婦の表情・姿勢 　②産痛の部位・程度 **2）分娩の進行状態に影響する因子はないか** （1）母体の身体特性 　①年齢 　②身長，非妊時の体重（非妊時 BMI） 　③妊娠中の体重増加 　④骨盤の大きさ・形 （2）既往歴 　①基礎疾患の有無（心疾患，糖尿病，腎臓疾患，高血圧症など） 　②子宮の形態学的異常（子宮筋腫など） （3）妊娠経過 　①既往妊娠・分娩歴 　②妊娠合併症の有無（妊娠高血圧症候群，妊娠糖尿病，貧血など） 　③子宮筋の過度伸展（多胎，羊水過多，巨大児など） 　④胎児の数・胎位・胎向・胎勢 　⑤胎盤の位置

アセスメント項目	診断に必要な視点
1．分娩の進行状態 （つづき）	**【分娩第3期，分娩後2時間（第4期）】** **1）子宮の復古はどうか** （1）子宮収縮の状態（子宮底の高さ，硬さ，後陣痛の有無，程度） （2）出血の状態（出血量，性状，部位） **2）子宮の復古に影響する因子はないか** （1）子宮の形態学的異常（子宮筋腫など） （2）子宮筋の過度伸展（多胎，羊水過多，巨大児） （3）分娩異常（遷延分娩など） （4）胎児付属物の娩出状態 　　①胎盤の娩出様式 　　②胎盤・卵膜の遺残の有無 （5）物理的因子（膀胱充満，血液の貯留） **3）軟産道・外陰部の状態はどうか** （1）軟産道の損傷の有無，部位，程度 （2）外陰部の状態（血腫，静脈瘤） （3）肛門部の状態（脱肛，痔核）
2．母体の状態	**1）分娩の変化に応じた全身状態かどうか** （1）バイタルサイン 　　①体温 　　②脈拍 　　③呼吸 　　④血圧 （2）栄養状態 　　①食事時間，摂取量 　　②飲水 　　③嘔気，嘔吐 （3）疲労の状態 　　①年齢 　　②睡眠，休息 　　③食事 　　④貧血の有無，程度 　　⑤分娩経過時間 （4）排泄の状態 　　①排便 　　②排尿 （5）その他 **2）基本的欲求を満たすためのセルフケア行動がとれているか** （1）基本的欲求 　　①食事 　　②睡眠，休息 　　③排泄 　　④清潔

アセスメント項目	診断に必要な視点
3．胎児（新生児）および胎児付属物の状態	1）胎児の健康状態はどうか (1) 胎児の発育状態 　　①在胎週数 　　②腹囲，子宮底長 　　③児頭大横径（BPD），推定胎児体重（EFW）など (2) 胎動 (3) 胎児心拍 　　①間欠的胎児心拍数 　　②胎児心拍数陣痛図の所見 (4) 胎児異常の有無 (5) 感染症の有無 2）胎児付属物の状態はどうか (1) 羊水 　　①羊水量 　　②羊水混濁の有無 (2) 胎盤 　　①胎盤の付着部位 　　②胎盤機能 (3) 卵膜 　　①破水の有無 　　②破水の時期 (4) 臍帯 　　①臍帯巻絡 　　②臍帯圧迫 　　③臍帯下垂・脱出の有無 3）出生直後の新生児の状態はどうか (1) アプガースコア (2) 出生体重，成熟度 (3) 分娩外傷の有無 (4) 外表奇形の有無
4．心理・適応過程	1）分娩進行に伴う心理（精神）状態はどうか (1) 心理（精神）状態（表情，態度，話し方など） (2) 分娩に対する気持ち 2）分娩に主体的に取り組んでいるか (1) 分娩に対する準備 　　①母親学級などの受講状態 　　②バースプランの内容 (2) 分娩に関する知識 　　①分娩経過の理解 　　②現在の状況の把握 (3) 陣痛への対処行動 　　①呼吸法 　　②リラクゼーション 　　③補助動作 　　④安楽な体位

アセスメント項目	診断に必要な視点
4．心理・適応過程 （つづき）	**3）分娩に対する満足感はどうか** （1）バースプランの実施状況 （2）早期母子接触の希望 （3）母乳育児の希望 （4）児との対面時の反応 **4）心理・適応過程に影響する因子はどうか** （1）家族との関係 （2）医療者との関係
5．家族・適応過程	**1）家族関係はどうか** （1）家族構成 （2）家族間の関係 （3）家族の健康状態 **2）分娩への適応過程はどうか** （1）分娩経過に対する反応 （2）産婦に対する気持ち （3）胎児に対する気持ち **3）家族の受容状況はどうか** （1）家族の分娩に対する取り組み 　　①家族の立ち会いの有無 　　②両親学級受講の有無 （2）家族のサポート
6．生活・社会環境	**1）産婦と家族が過ごす環境はどうか** （1）室内の温度・湿度，明るさ，騒音の有無 （2）整理整頓され，リラックスできる環境 （3）安楽に過ごすための工夫 （4）家族が快適に過ごすための場所の確保 **2）経済的・社会的な問題はないか** （1）就労女性に関する情報 　　①各種制度の利用（産前・産後休業など） 　　②職場の福利厚生，職場環境 （2）パートナー・家族の就労状況

3　正常産婦の看護過程の展開（分娩第1期）

Cさんの紹介

＜基礎情報＞
- Cさんは 26 歳，会社員．夫と 2 人暮らし．結婚して 1 年が経ち，そろそろ子どもが欲しいと思っていた矢先に妊娠した．

＜妊娠・分娩経過＞
- 妊娠経過は順調だった．Cさんは妊娠 33 週まで働き，産前休業に入った．
- はじめての妊娠で不安もあるが，夫婦ともに妊娠を喜んでいる．夫は，Cさんの妊娠がわかると早く帰宅し家事を主体的に行うことが多くなった．
- Cさんは夫婦で話し合い，夫立ち会い出産で自然に産みたいというバースプランをもっている．そのため，夫は休みを取って両親学級を受講した．
- 妊娠 10 か月に入ってからの定期健康診査も順調で，赤ちゃんに会える日を楽しみにしている．

- 妊娠 38 週 2 日，午前 3 時頃お腹が痛くて目が覚めた．痛みの間隔を測ってみると 7 ～ 8 分ごとに痛みがあった．トイレに行くと，おりものに薄ピンク色の血が混じっていた．このとき，排便も中等量みられた．
- Cさんはびっくりしたが，助産師から聞いていたことを思い出し，これはお産が始まった「おしるし」であると理解できた．病院に電話をすると入院を勧められ，夫とともに午前 6 時に病院に到着した．

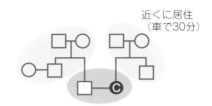

近くに居住
（車で30分）

Cさんのアセスメントから結論まで

アセスメント項目とCさんの情報	Cさんのアセスメント	アセスメントの結論
1．分娩の進行状態		

> **ワンポイント・ウェルネス❶**
>
> 分娩の進行には，分娩の 3 要素である①娩出力，②産道，③娩出物（胎児ならびに付属物）が互いに影響し合っている．これら 3 要素の均衡がとれ調和しているか，分娩の時期に応じた変化や進行があるかどうかをアセスメントする．また，分娩進行に影響する因子にも着目し，起こりうる可能性も予測する．

アセスメント項目とCさんの情報	Cさんのアセスメント	アセスメントの結論
1）分娩の時期に応じた進行状態かどうか		
〈入院時〉 ・陣痛間欠 5 ～ 6 分，陣痛発作 50 秒 ・産徴：血性粘液性帯下少量 ・羊水流出感なし	・陣痛の周期が 10 分以内，または 1 時間に 6 回の頻度になっている場合，分娩開始となる．午前 3 時より有痛性の規則的な子宮収縮がある．入院時には陣痛間欠が短くなり，痛みも強くなっている様子が観察できる．以上より，Cさんは午前 3 時より分娩開始しているといえる	● 分娩開始している

アセスメント項目とＣさんの情報	Ｃさんのアセスメント	アセスメントの結論
・内診所見：子宮口４cm開大，位置前方，子宮頸部の硬度軟，展退60%，Sp－1 ・「張ってくると腰が痛いです」と発作時やや苦痛様表情	・陣痛周期・陣痛発作時間は徐々に増強しており，子宮口開大に応じた有効陣痛である．子宮口全開大には至っていないが，子宮頸管の展退・開大は進んでいると思われる ・ビショップスコアは10点であり，子宮頸管は熟化している．産徴も少量あることから，今後，分娩進行していくと思われる	●子宮口開大に応じた有効陣痛である ●子宮頸管の展退・開大は進んでいる ●子宮頸管は熟化している

2）分娩の進行状態に影響する因子はないか

〈母体因子〉 ・年齢26歳 ・身長156cm，体重57kg（非妊時体重47kg，BMI 19.3） ・既往歴なし ・既往妊娠・分娩歴なし ・妊娠合併症なし	・Ｃさんは26歳で身体的に十分に成熟しており，体力面からも充実している年齢であり，今後の分娩進行が期待できる ・身長145cm以下の低身長の産婦は，母体骨盤と胎児の不均衡の可能性があるが，Ｃさんは低身長ではない．Ｃさんは経腟分娩の可能な母体体格である ・肥満や過度の体重増加があると，骨盤内の脂肪組織により軟産道の抵抗が大きくなり，児の産道通過に影響を及ぼす可能性がある．Ｃさんの非妊時のBMIは19.3で標準体重である．また，妊娠中の体重増加も10kgと体重増加量指導の目安（厚生労働省，2021）の範囲内であり，軟産道への過度の脂肪蓄積は予測されない ・分娩の進行状態に影響を及ぼす既往歴・既往妊娠・分娩歴はない．今回の妊娠経過も順調で分娩進行に影響を及ぼす因子はない	●身体的・体力的に充実した年齢である ●経腟分娩の可能な母体体格である ●妊娠中の体重増加量は正常範囲内である． ●既往歴・合併症はない ●妊娠経過は順調であった
〈胎児因子〉 ・単胎，頭位，第1胎向，第1分類 ・超音波診断所見 　BPD 91mm，EFW 2,980g	・単胎であること，胎位胎向，超音波診断所見および母体体格から，母体骨盤と胎児の不均衡の可能性は低い	●母体骨盤通過可能な胎児の大きさである

アセスメント項目とCさんの情報	Cさんのアセスメント	アセスメントの結論

2. 母体の状態

> ### ワンポイント・ウェルネス❷
> 分娩は産婦にとって激しい労作であり，その進行にはエネルギーが必要である．また，産婦は分娩進行とともに身体の大きな変化を経験する．ここでは，産婦の全身状態の変化が生理的範囲内なのか逸脱状態なのか，さらに，全身状態に影響する基本的欲求がどのように変化しているか，それらを満たすためのセルフケア行動がどれだけとれているかに着目し，総合的にアセスメントする．母体の状態を良好に保つことはスムーズな分娩進行，そして，産婦の産む力の発揮につながる．

1）分娩の変化に応じた全身状態かどうか

アセスメント項目とCさんの情報	Cさんのアセスメント	アセスメントの結論
・体温 36.8℃，脈拍 80 回／分，血圧 120/60 mmHg	・バイタルサインは正常範囲内である	● バイタルサインは正常範囲内である
・午前 3 時にお腹が痛くて目が覚め，その後は寝ていない ・前夜午後 10 時に就寝し，午前 3 時までは熟睡できた	・夜間の睡眠は 5 時間とれている．熟眠感もあり，現在のところ極端な疲労は見られない	● 極端な疲労はない
・朝食はまだ摂取していない	・産婦は分娩期に多量のエネルギーを消耗するため，分娩期の栄養摂取は重要である．C さんは朝食をまだ摂取していないため，今後の体力消耗を考え，食事摂取をすすめる必要がある	● 食事摂取をすすめる必要がある
・午前 3 時に軟便中等量排泄あり ・午前 7 時 30 分排尿あり，残尿感なし	・膀胱や直腸の充満は児頭の下降を妨げるため，排泄がなされているかどうかに注意する．C さんの膀胱・直腸の充満はない	● 膀胱・直腸の充満はない
・Hb 11.2 g/dL，Ht 33.0％，RBC 475×10⁴/μL，WBC 9,100/μL（妊娠 36 週）	・妊娠後期の血液所見は貧血もなく良好である．今後の母体全身状態・分娩経過へのプラス因子といえる	● 妊娠後期に貧血はない

2）基本的欲求を満たすためのセルフケア行動がとれているか

アセスメント項目とCさんの情報	Cさんのアセスメント	アセスメントの結論
・「陣痛の合間に食べようと思って，おにぎりを持ってきました．お腹がすいているので陣痛の合間に食べてみます」	・C さんは食欲もあり，陣痛間欠時に食べやすいおにぎりを持参している．今後の分娩経過に備えた食事摂取への工夫ができている	● 食事摂取への工夫ができている
・陣痛発作時にはゆっくりと深呼吸しているが，間欠時には自分でペットボトルのお茶を飲んでいる	・分娩期は多量の発汗により脱水状態に陥りやすい．C さんは適宜水分補給し，呼吸法による口渇も自分で解消できている	● 適宜水分補給できている
・陣痛間欠時には静かに目を閉じ，夫に寄りかかっている	・C さんは間欠時には目を閉じ，夫に寄りかかって休んでいる姿がみられる．適宜休息をとれていると思われる ・C さんの食事・水分補給・休息のセルフケア行動は良好であり，今後の分娩進行が期待できる	● 適宜休息をとれている

アセスメント項目とCさんの情報	Cさんのアセスメント	アセスメントの結論
〈入院時〉 ・産徴：血性粘液性帯下少量 ・羊水流出感なし	・外陰部は産徴や羊水流出で汚れやすい．今後の分娩進行に合わせ，外陰部の清潔が保たれているかどうかに注意する	● 外陰部の清潔保持の必要がある

3. 胎児（新生児）および胎児付属物の状態

> **ワンポイント・ウェルネス❸**
> 胎児は，分娩陣痛・産道通過による分娩ストレスを受けやすい．胎児の発育・健康状態が良好で分娩ストレスに十分耐えうる状態であるかをアセスメントする．また，胎児が子宮外生活へ適応できる状態であるかの予測も必要である．

1）胎児の健康状態はどうか（分娩第1期）

・在胎週数38週2日 ・子宮底長31 cm，腹囲90 cm ・超音波診断所見 　BPD 91 mm，EFW 2,980 g ・頭位，第1胎向，第1分類	・在胎週数38週の正期産であり，子宮外生活への適応が可能な成熟児の出生が予測される．子宮底長，腹囲，超音波所見ともに正常範囲内の値で，胎児の発育は良好である	● 正期産の成熟児の出生が予測される ● 胎児の発育は良好である
・胎児心音聴取部位：左臍棘線上	・胎児心音聴取部位は胎位胎向に合致している．回旋異常の可能性は低く，分娩進行とともに聴取部位が変化していくことが予測される	● 胎児心音聴取部位は胎位胎向に合致している
・胎児心拍数陣痛図の所見：胎児心拍数基線140 bpm，基線細変動10〜15 bpm，一過性頻脈あり，一過性徐脈なし	・胎児心拍数陣痛図の所見から，胎児心拍数波形分類はレベル1（正常波形）[1]である．胎児の健康状態は良好である	● 胎児心拍数波形分類はレベル1（正常波形）である
・母体の検査 　A型，Rh（＋），不規則抗体（－），性器クラミジア（－），HBs（－），HTLV-1（－），HIV（－），梅毒検査（－），HCV（－），風疹抗体価32倍，GBS（－）	・胎児の健康状態に影響を及ぼす母体の感染症はない．また，産道感染を起こす感染症もない	● 胎児の健康状態に影響を及ぼす母体感染症はない

2）胎児付属物の状態はどうか

・羊水量 AFI 7 cm ・未破水 ・胎盤付着部位：子宮底部前壁 ・臍帯に異常所見なし	・羊水は子宮収縮による胎児や臍帯への直接圧迫を防ぐ働きがある．未破水で羊水量は十分にある ・胎盤，臍帯に異常所見はない ・胎児付属物の状態は良好であり，胎児への十分な血流供給が期待できる．胎児はこれからの分娩のストレスに十分耐えうる	● 羊水量は十分にある ● 胎盤，臍帯に異常所見はない

[1]：胎児心拍数波形のレベル分類は10分区画ごとに胎児心拍数陣痛図（CTG）を判読し，評価基準に基づき判定する．レベル3〜5が胎児機能不全に該当する．

アセスメント項目とＣさんの情報	Ｃさんのアセスメント	アセスメントの結論
4. 心理・適応過程		

> **ワンポイント・ウェルネス❹**
>
> 産婦自身がどのように出産したいか具体的にイメージできることは，産婦の主体的な出産につながる．産婦がどのようなバースプランをもっているのか，そのために妊娠中からどのような準備をしてきたのかをアセスメントする．また，実際の経過に合わせた対処行動をどれだけとれたかは，産婦自身の達成感や肯定的な出産体験にもつながる．

1）分娩進行に伴う心理（精神）状態はどうか

アセスメント項目とＣさんの情報	Ｃさんのアセスメント	アセスメントの結論
・（入院時）「自然の陣痛がきてよかった」と笑顔がみられる	・Ｃさんは自然の陣痛発来を喜んでおり，分娩開始を受け入れている	● 分娩開始を受け入れている
・静かに自分でリズムをとり呼吸法を行っているが，間欠時に「これからどんどん陣痛が強くなるんですよね．耐えられるかな」と助産師に不安を訴えている	・分娩期の産婦の緊張は，陣痛に対する恐怖や，予測できない今後の経過への不安などによって生じる．現在，「もう耐えられない」などの否定的な発言はみられない．今後の陣痛増強への不安を表出できている状態である．今後の陣痛の増強を見通す冷静さもある．また，呼吸法も落ち着いてできており，心理的平穏が保たれている	● 不安の表出ができている ● 心理的平穏が保たれている

2）分娩に主体的に取り組んでいるか

アセスメント項目とＣさんの情報	Ｃさんのアセスメント	アセスメントの結論
・妊娠中，両親学級を受講し呼吸法を練習していた	・妊娠中から両親学級を受講するなど積極的に出産への準備をしていた．また，出産に対する明確な希望をもち，取り組んでいる	● 妊娠中から出産に対し明確な希望をもち，積極的に準備をしていた
・夫立ち会い出産で自然に産みたい ・（入院時）「子宮口が４cmでは，生まれるまでまだかかりますね」	・入院時の発言より，現在の状況の理解ができており，分娩経過に関する知識があるといえる	● 分娩に対する必要な知識がある
・アクティブチェアに座りながら，陣痛がくると静かに呼吸法を行っている	・分娩第１期の過ごし方として，体位は原則自由である．産婦自身が安楽と感じる体位をとるが，分娩第１期のはじめからベッド上で安静にする必要はない．自由に動くほうが分娩は促進され，緊張がほぐれリラックスできるため心身両面に効果的である．Ｃさんはアクティブチェアなどで安楽な体位を自分で工夫することができている	● 安楽な体位を自分で工夫することができている

3）分娩に対する満足感はどうか

アセスメント項目とＣさんの情報	Ｃさんのアセスメント	アセスメントの結論
・Ｃさん夫婦は，夫立ち会い出産で自然に産みたいというバースプランをもっている	・Ｃさんは自然の陣痛発来を迎えることができた．また，入院時から夫が付き添い，児の誕生に備えている．現在のところ，Ｃさんのバースプランに沿った状況で分娩期を過ごすことができているといえる	● バースプランに沿った分娩状況で過ごせている

アセスメント項目とCさんの情報	Cさんのアセスメント	アセスメントの結論

4）心理・適応過程に影響する因子はどうか

アセスメント項目とCさんの情報	Cさんのアセスメント	アセスメントの結論
・夫は傍らに付き添い，Cさんの呼吸法に合わせ腰をさすっている ・夫はCさんの飲み物を準備している	・夫はCさんに付き添い，腰部マッサージや飲み物を準備するなど分娩をサポートしている．夫の分娩サポートはCさんの心身の安寧につながっているといえる	● 夫による分娩サポートがある
・「これからどんどん陣痛が強くなるんですよね．耐えられるかな」「次は何時頃に赤ちゃんの心音の検査をしますか？」と助産師に感情表出や質問をしている	・助産師に不安を表出でき，今後の検査予定などわからないことは質問できている．助産師との関係は良好である	● 助産師との関係は良好である

5. 家族・適応過程

> **ワンポイント・ウェルネス❺**
> 出産は家族にとっても大きな出来事である．家族で児の誕生を喜び迎える環境であるかアセスメントする．また，家族が立ち会う場合は，できるだけ家族も参加できるように工夫し，ともに出産に臨んだという体験となるようにする．

1）家族関係はどうか

アセスメント項目とCさんの情報	Cさんのアセスメント	アセスメントの結論
・夫婦のみの2人暮らし ・Cさん夫婦は，夫立ち会い出産で自然に産みたいというバースプランがある ・夫はCさんの妊娠がわかると，早く帰宅して主体的に家事を行うことが多くなった	・Cさん夫婦は妊娠中から2人でバースプランを考えるなどコミュニケーションがとれている．また，夫婦のみの2人暮らしであるが，夫は妊娠期から家事を主体的に行っており，夫婦関係は良好であるといえる	● 夫は家事を主体的に行っている
・車で30分の距離にCさんの両親が住んでいる．産後はしばらく実家で過ごし，専業主婦の実母の助けをかりる予定でいる	・Cさんは出産後，実家で過ごす予定でいる．実母は専業主婦であり，サポートを得られる状況にある．家族関係は良好といえる	● 出産後は実母のサポートが得られる

2）分娩への適応過程はどうか

アセスメント項目とCさんの情報	Cさんのアセスメント	アセスメントの結論
・夫は傍らに付き添い，Cさんの呼吸法に合わせ腰をさすっている ・夫はCさんの飲み物を準備している	・夫は入院時より付き添い，分娩をサポートしている．Cさんの呼吸法に合わせ腰をさすっており，Cさんの変化に合わせることができている	● 夫はCさんの分娩経過に合わせてサポートしている
・夫は，「お産は順調ですか？ 赤ちゃんの具合も大丈夫ですか？」と助産師に質問している	・助産師に現状について確認できている．これは，夫の分娩経過の理解を助け，適応過程を促すといえる	● 夫は現在の分娩経過について確認できている

アセスメント項目とＣさんの情報	Ｃさんのアセスメント	アセスメントの結論
・夫は妊娠を喜び，児に会えることを楽しみにしている ・Ｃさんの実母は「初孫なんです．今日会えると良いんですけどね」と笑顔がみられる	・夫は分娩前より，児の誕生を心待ちにしている ・Ｃさんの実母の言動より，初孫の誕生を心待ちにしていることがうかがえる	●夫や実母は児の誕生を心待ちにしている

3）家族の受容状況はどうか

・夫はＣさんの妊娠がわかると，早く帰宅し，主体的に家事を行うことが多くなった ・妊娠中に夫も両親学級を一緒に受講した ・夫は傍らに付き添い，Ｃさんの呼吸法に合わせ腰をさすっている	・夫は妊娠中より家事を行い，両親学級を受講するなど妊娠出産へ前向きである	●夫は妊娠出産に前向きに取り組んでいる
・Ｃさんの実母が来院し，待合室で出産を待っている．時折，「（Ｃさんに）大丈夫よ．頑張ってね」「（Ｃさんの夫へ）疲れたら交代するから言ってね」と声かけをしている	・Ｃさんの実母も病院に駆けつけ，Ｃさんの分娩をサポートする体制は整っている	●実母のサポートがある

6. 生活・社会環境

ワンポイント・ウェルネス❻

出産環境を整えることは産婦のストレスを軽減し，産婦の産む力の発揮につながる．産婦がどのような環境で出産するのか，産婦に適した環境であるか，安全，安楽の面からアセスメントする．また，他の産婦との距離を保つなどプライバシーへの配慮も大切である．

1）産婦と家族が過ごす環境はどうか

・南向きの個室のLDR[※2]ルーム．室内は明るく，全体がうすいピンク色で統一されている ・静かな音楽が流れている	・プライバシーが保たれ，リラックスできる個室である	●産婦の安全と安楽が保てる環境である
・LDR用のゆったりと横になれるベッドがある ・アクティブチェア，ビーズクッション，リラックスソファーなどが備えられている	・大きめのベッドで体位の変換がスムーズにできる ・アクティブチェア，ビーズクッション，リラックスソファーなどが備えられ，さまざまな体位に対応できる環境で，産婦の安全と安楽が保たれている	

[※2]：LDRは，Labor（陣痛），Delivery（分娩），Recovery（回復）の略で，分娩第1期から4期までの過程を1部屋で過ごせるシステムである．LDRルームは，陣痛でつらい時期に分娩室へ移動することなく，また，プライバシーが保たれ産婦がリラックスできるように家庭的な雰囲気に整えられている．

アセスメント項目とCさんの情報	Cさんのアセスメント	アセスメントの結論
・家族も仮眠をとれそうな大きめのソファーが置いてある	・分娩が長引いても家族が休めるような場所が確保されている．家族とゆったり過ごせる環境である	● 家族とゆったり過ごせる環境である
2）経済的・社会的な問題はないか		
・Cさん夫婦は共働きである ・Cさんは産前・産後休業，さらに産後1年間の育児休業を取得予定である	・共働きで収入は安定している． ・Cさんは各種制度を活用し，出産・育児に備えている	● 共働きで経済的に安定している ● 各種制度を活用している

✓ Cさんの看護診断リスト

　Cさんの情報に基づくアセスメントとその結論から，看護診断に必要な因子（条件）をp.62〜65の「アセスメント項目」ごとに整理し，各因子（条件）から導き出される看護診断をあげてみましょう．

アセスメント項目	看護診断リスト
分娩の進行状況	#1　分娩第1期に応じた分娩進行状態である 条件　・分娩第1期である 　　　　・分娩進行が期待できる母体・胎児状態である
母体の状態	#2　母体の状態は分娩経過に応じて順調である 条件　・全身状態は生理的範囲内にある 　　　　・基本的欲求を満たすためのセルフケア行動がとれている
胎児（新生児）および胎児付属物の状態	#3　分娩ストレスに十分耐えうる胎児および胎児付属物の状態である 条件　・胎児の健康状態は良好である 　　　　・胎児付属物の状態は良好である
心理・適応過程	#4　分娩に対する心理的適応が進んでいる 条件　・分娩進行を受け入れ，心理的に安定している 　　　　・分娩に主体的に取り組んでいる 　　　　・満足感につながる分娩状態にある 　　　　・心理・適応過程を促す周囲からのサポートがある
家族・適応過程	#5　分娩に対する家族の適応過程は良好である 条件　・夫婦／家族関係は良好である 　　　　・家族は児の誕生を心待ちにしている
生活・社会環境	#6　生活・社会環境は良好である 条件　・産婦と家族が安全・安楽に過ごせる環境である 　　　　・経済的・社会的に安定している

📑 分娩に対する心理的適応についての統合図

C さんの看護診断リスト「#4　分娩に対する心理的適応が進んでいる」を例に考えてみましょう.

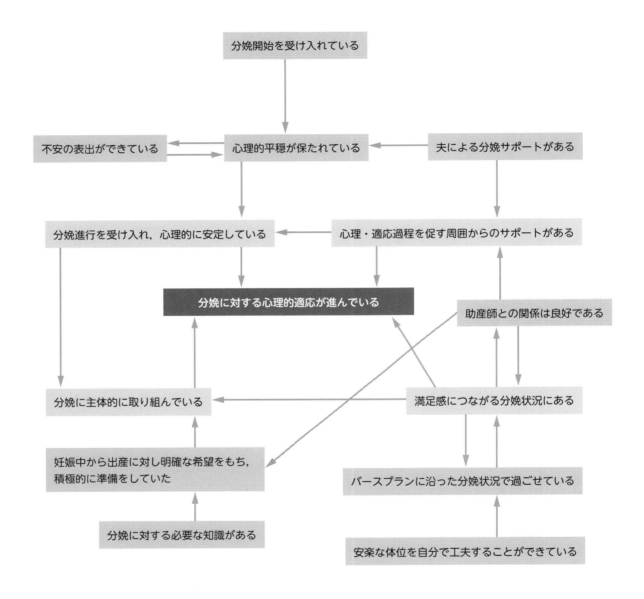

🤲 C さんへの看護介入

看護診断

以下の条件により「#4　分娩に対する心理的適応が進んでいる」
・分娩進行を受け入れ，心理的に安定している
・分娩に主体的に取り組んでいる
・満足感につながる分娩状態にある
・心理・適応過程を促す周囲からのサポートがある

短期目標（分娩終了までに期待される結果）

1. 心身ともにリラックスした状態で分娩に取り組むことができる
2. 陣痛への対処行動ができる
3. 分娩進行状況を家族と共有できる
4. 不安の表出ができる
5. 体力消耗を最小限にできる

具体的な方法

OP
（観察計画）

1）母体の身体状態
　①バイタルサイン
　②睡眠・休息・疲労の状態
　③食事・水分摂取の状態
　④排泄
2）分娩進行状態
　①陣痛発作時間，強弱，間欠時間
　②子宮頸管の成熟度
　③胎児の下降度・健康状態
　④産徴の状態（性状・量）
　⑤破水の状態（時間・羊水混濁の有無）
3）母体の精神状態
　①表情
　②訴え
　③過度の緊張の有無
　④児への思い
4）陣痛への対処行動
　①呼吸法
　②リラクセーション
　③補助動作
　④安楽な体位
5）家族の状況
　①表情
　②訴え
　③過度の緊張の有無
　④産婦への思い
　⑤児への思い

（次頁へつづく）

TP （ケア計画）	1）リラックスできる環境（照明・音楽・香りなど）を整える 2）効果的なリラックス法，呼吸法の調整 3）安楽な体位の工夫（クッション・アクティブチェアの活用） 4）痛みの部位を確認しながら産痛緩和を行う（マッサージ・圧迫・温罨法など） 5）不安が表出しやすいようにコミュニケーションを図る 6）短時間でも睡眠・休息がとれる環境（騒音・温度など）を整える 7）食事摂取が不足しているときは消化のよい食物・水分摂取を勧める 8）定期的に排泄を促し，膀胱・直腸の充満を避ける 9）産婦・家族が主体的に分娩に臨めるよう声かけをする
EP （教育計画）	1）分娩進行状態や児の状態についてわかりやすく説明する 2）産婦自身ができるリラックス法・呼吸法について説明する 3）同一体位で長時間過ごすことを避け，自分が一番楽な体位で過ごすことが大切であると伝える 4）呼吸法がうまくできているときは，うまくできていることを称賛する 5）不安なことや気になることは，何でも話すように伝える

褥婦の事例展開

1 褥婦の全体像

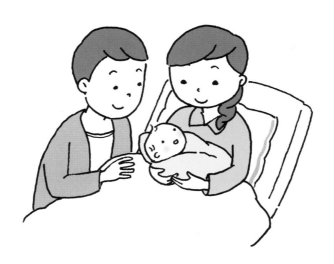

退行性変化
- 復古現象が進み，妊娠前の身体機能に回復する
- 妊娠，分娩の影響が残る

進行性変化
- ホルモンの変化により，乳汁産生・分泌が進む
- 母乳育児が始まる

心理・適応過程
- ホルモンの変化により，情緒が不安定になりやすい
- 母子相互作用により母子関係が促進する

家族・適応過程
- 父子相互作用により父子関係が促進する
- 新しい家族と関係を築き，役割に適応していく

生活・社会環境
- 身体の回復と児の生活に合わせた生活を送る
- 新しい家族を受け入れる環境を整える

2 産褥期のアセスメント項目と診断に必要な視点

アセスメント項目	診断に必要な視点
1．退行性変化	**1）生殖器の復古は産褥日数に応じて順調か** (1) 子宮の復古状態（子宮底の高さ・長さ，子宮の硬さ，悪露の色・量・におい，後陣痛の有無・程度） (2) 外陰・会陰部〔発赤，浮腫，皮下出血，分泌物，縫合（離開），疼痛，熱感〕 (3) 肛門部（脱肛，痔核の有無，大きさ，数，痛み，腫脹，整復の可否） **2）全身の回復状態は産褥日数に応じて順調か** (1) バイタルサイン (2) 血液検査所見 (3) 排泄 (4) 体重 (5) その他（疼痛，疲労感，浮腫，水分出納，腹部切開創など） **3）退行性変化に影響する因子はどうか** (1) 母体因子（年齢，全身疾患，子宮の形態・位置異常，既往妊娠・分娩歴，低栄養状態など） (2) 妊娠に関する因子（妊娠合併症，子宮筋の過度伸展など） (3) 分娩に関する因子（分娩所要時間，分娩様式，会陰切開・裂傷の程度，出血量，胎盤・卵膜遺残など） **4）退行性変化を促すためのセルフケア行動はとれているか** (1) 日常生活行動 　①排泄 　②動静と活動 　③清潔 　④栄養 　⑤乳頭刺激 (2) 退行性変化に関する判断力，対処行動
2．進行性変化	**1）乳房の状態はどうか** (1) 乳房の形態 (2) 乳汁の産生・分泌状態 (3) 乳房トラブル **2）授乳状況はどうか** (1) 授乳状況 　①授乳開始時期，授乳間隔 　②ポジショニング，ラッチ・オン 　③授乳環境 **3）乳汁分泌や授乳に影響する因子はどうか** (1) 母親に関する因子 　①希望する栄養方法，母乳育児への意欲 　②過去の授乳体験 　③健康状態（全身疾患，感染症，授乳禁忌の薬物使用，妊娠・分娩・産褥経過）

アセスメント項目	診断に必要な視点
2. 進行性変化(つづき)	（2）新生児に関する因子 　　①哺乳機能（吸着, 吸啜－嚥下－呼吸サイクル） 　　②覚醒状態（活気） **4）進行性変化を促すためのセルフケア行動はとれているか** （1）母乳育児の意義に対する理解 （2）進行性変化に関する判断力, 対処行動 　　①乳房の生理的変化の理解 　　②乳汁分泌を促進するための行動 　　③乳房トラブルへの対処行動
3. 心理・適応過程	**1）産後の心理的変化はどうか** （1）心理（精神）状態（表情, 態度, 会話, 話し方, 身体的・精神的訴え） （2）ストレス対処行動 **2）母親への適応過程はどうか** （1）児の受容・養育態度 　　①児への働きかけと意欲 　　②児の特徴の把握 　　③喜びの表現, 表出 （2）育児に必要な知識の有無, 技術の習得度 　　①新生児の理解度 　　②育児知識・判断力 　　③栄養法の適切な選択 　　④育児技術 　　⑤育児の疑問などの表出 　　⑥家庭保育の準備状況 　　⑦上の子への対応 **3）産後の心理・適応過程に影響する因子はどうか** （1）母親に関する因子 　　①今回の妊娠の希望 　　②分娩体験, 早期母子接触体験 　　③身体の回復状態, 健康状態, 身体的苦痛の有無 　　④妊娠・分娩歴 　　⑤育児経験, 育児モデル 　　⑥価値観 　　⑦性格 　　⑧日常生活行動 （2）児に関する因子 　　①児の健康状態 　　②反応, 特徴 （3）その他 　　①家族 　　②経済状況 　　③住居環境

アセスメント項目	診断に必要な視点
4．家族・適応過程	**1）父親への適応過程はどうか** （1）児の受容，養育態度 　　①児への働きかけと意欲 　　②児の特徴の把握 　　③喜びの表現，表出 （2）育児に必要な知識の有無，技術の習得度 　　①新生児への理解度 　　②育児知識・判断力 　　③栄養法の選択へのサポート 　　④育児技術 　　⑤育児の疑問などの表出 　　⑥家庭保育の準備状況 　　⑦上の子への対応 **2）その他の家族の適応過程はどうか** （1）家族関係 　　①家族構成 　　②家族間の関係 　　③家族の健康状態 （2）心理的受容 　　①母児への反応 　　②役割の変化への受け止め （3）家族の協力体制 　　①役割分担の調整 　　②協力体制の話し合い 　　③退院後の手伝い **3）家族計画が立てられるか** （1）家族計画に関する知識 （2）夫婦間の話し合い
5．生活・社会環境	**1）出産後の生活の変化を理解しているか** （1）出産後の生活行動の拡大 　　①日常生活の動静 　　②社会生活の再開（1 か月健診，買い物，職場復帰など） （2）児との生活リズムへの同調 　　①睡眠・休息パターンへの適応 　　②児の生活（生活環境，健診，外気浴など）の理解 （3）退院後の環境はどうか 　　①退院先と退院先の情報 　　②退院方法 　　③自宅への帰宅時期 　　④住居環境

アセスメント項目	診断に必要な視点
5. 生活・社会環境 （つづき）	2）社会資源・諸制度を活用できるか （1）保健・医療サービスなど 　　①出産給付金など 　　②出生届 　　③出生連絡票 　　④未熟児養育医療，育成医療など 　　⑤新生児訪問指導 　　⑥乳幼児健康診査，予防接種 　　⑦産後ケア事業 　　⑧保健・医療機関 （2）就労女性に関連する情報 　　①就労状況（内容，就労時間，復職時期，就労後の養育方法など） 　　②各種制度の利用（育児休業制度，育児時短勤務制度など） 　　③職場の福利厚生の情報，職場環境

3　正常褥婦の看護過程の展開（産褥2日目）

Dさんの紹介

<基礎情報>
- Dさんは 31 歳. 昨年 5 月に結婚. 32 歳の夫と 2 人暮らし. 夫婦ともに会社員. 賃貸の一戸建て（3 LDK）に住んでいる. 夫婦ともに健康である.
- 今回の妊娠は, 夫婦ともに待ち望んだ妊娠である.
- 両実家の両親ともに同市内在住（夫の実家は車で 10 分, Dさんの実家は車で 30 分）, どちらの両親にとっても初孫で, 児の誕生を喜んでいる.

同市内に居住（車で10分）　　同市内に居住（車で30分）

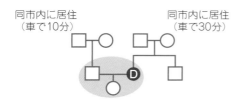

<妊娠〜産後経過>
- 妊娠 28 週で貧血がみられ, 鉄剤を内服したほかは異常はみられなかった.
- 妊娠 39 週 1 日, 朝 4 時に陣痛が始まり, 分娩開始で朝 7 時に入院となる. 分娩経過は順調で, 入院当日の午後 6 時 22 分正常分娩で体重 2,930 g の女児を出産する. 午後 6 時 35 分胎盤娩出.
- 分娩後, 母子ともに身体的異常はみられず, 分娩 2 時間後の帰室時より母子同室開始. 頻回授乳を行っている.
- 児の扱いはまだ慣れないが, 児に話しかけながら行うなど養育態度はよい.
- 乳汁分泌がないことに不安をみせたり, 授乳時, 乳頭の含ませ方や抱き方がうまくできず, 戸惑っている.

Dさんのアセスメントから結論まで

アセスメント項目とDさんの情報	Dさんのアセスメント	アセスメントの結論
1. 退行性変化		
1）生殖器の復古は産褥日数に応じて順調か		

	分娩直後	分娩 2 時間後	初回歩行 （分娩 5 時間後）	産褥 1 日目 （午後 2 時）	産褥 2 日目 （午後 2 時）
子宮底の高さ （長さ）	臍下 2 横指 （恥骨結合上 12cm）	臍下 2 横指 （恥骨結合上 12cm）	排尿後臍高 （恥骨結合上 15cm）	臍下 1 横指 （恥骨結合上 13cm）	臍下 2 横指 （恥骨結合上 12cm）
子宮の硬さ	硬式テニスボールの硬さ	硬式テニスボールの硬さ	排尿後硬式テニスボールの硬さ	硬式テニスボールの硬さ	硬式テニスボールの硬さ
悪露 （色・量・においなど）	出血量 250mL	赤色 50mL	赤色 大ナプキン半分付着 凝血塊なし	赤色 中ナプキン 2/3 付着	赤色 中ナプキン半分付着
後陣痛	あり	ときどきあり	軽度	軽度	軽度
外陰部・創部・肛門部	右正中側切開	外陰部浮腫軽度 創部痛あり （我慢できる） 脱肛なし	創部痛あり （我慢できる）	外陰部浮腫なし 会陰切開部やや発赤 腫脹なし 創部痛軽度あり 脱肛なし	会陰切開部発赤なし 腫脹なし 創部痛軽度あり 脱肛なし

アセスメント項目とDさんの情報	Dさんのアセスメント	アセスメントの結論

ワンポイント・ウェルネス❶

生殖器の復古の到達目標は創傷が治癒し，子宮の大きさが非妊時の状態に戻ることである．その目標に向かって日々変化していくプロセスにおいて，今どの状態にあるかをアセスメントする．たとえば，子宮底の高さや悪露の色・量の変化は，標準的なプロセスの指標と照らし合わせるとともに経日的にみてどう変化しているかを判断する．

・p.82 の表を参照 ・初産婦 ・分娩時，右正中側切開施行，吸収糸3針縫合	・Dさんの子宮底の高さは，胎盤娩出後臍下2横指から分娩5時間後の初回歩行時には臍高に達し，その後2日目まで徐々に低下しており，標準的な経過である．また，硬度も良好であり，子宮収縮は良好といえる ・分娩時出血量は 250mL で正常範囲内である．産褥2〜3日の悪露は血液が主成分であり赤色を呈する．Dさんの悪露は赤色で，量も徐々に減少し凝血塊もみられないため，子宮内膜の治癒状態は順調といえる ・後陣痛は分娩終了後にみられる子宮収縮であり，産褥0〜3日の間に起こりやすい．Dさんの後陣痛は軽度であり，分娩後の活動に影響を及ぼしていないため，生理的範囲内の強さであるといえる ・Dさんは，分娩時会陰切開部を縫合している．分娩時にみられた浮腫は産褥2日目には消失し，会陰縫合部の発赤，腫脹はなく感染徴候もない．疼痛も軽減しているため，会陰切開縫合部の治癒過程は順調であると判断できる	●子宮復古は産褥日数に応じて変化している ●会陰切開縫合部の治癒は順調である

2）全身の回復状態は産褥日数に応じて順調か

	分娩直後	分娩2時間後	初回歩行（分娩5時間後）	産褥1日目（午後2時）	産褥2日目（午後2時）
体温（℃）	37.5	37.2	37.0	36.5	36.8
脈拍（回/分）	90	78	80	70	74
血圧（mmHg）	130/78	120/70	108/60	110/68	120/70
排尿			尿意感あり自然排尿あり	8回/日排尿時しみる	3〜4時間ごとしみる感じ軽度
排便				0回/日	本日まだなし腹部膨満感軽度
浮腫				なし	なし
睡眠				やや不良	不良
食事				食欲あり毎食全量摂取	食欲あり毎食全量摂取
顔色，疲労感など			ふらつきなし顔色良好	顔色良好疲労感なし	疲労感軽度
その他				腕の痛みあり腰痛あり	腕の痛み軽減腰痛軽減

アセスメント項目とDさんの情報	Dさんのアセスメント	アセスメントの結論

ワンポイント・ウェルネス❷

分娩時の疲労からの回復と，妊娠期に変化した身体が非妊時の状態へと回復するプロセスを，産褥期の生理的変化と照らし合わせ，正常な経過を辿っているかをアセスメントする．たとえば，妊娠期に増加した循環血液量が非妊時の状態に戻る過程において，血液検査所見が変化したり，排尿量が増加したりする産褥期特有の生理的変化と照らし合わせて分析する．

アセスメント項目とDさんの情報	Dさんのアセスメント	アセスメントの結論
・p.83の表を参照 〈産褥1日目〉 ・「疲れはそれほど感じません」 ・「腕と腰に痛みがあります．お産の時にいきんだせいですかね？」 〈産褥2日目〉 ・「寝不足で少し疲れています」 ・「傷が怖くていきめないんです」	・Dさんは，産褥2日目までバイタルサインは正常範囲内であり，感染徴候や高血圧などの異常はみられない．また，分娩時の出血量は250mLと正常範囲内であり分娩後の活動への影響はない．産後，貧血の可能性は低いが退院までに確認する必要がある ・Dさんは，分娩後，初回歩行時から自然排尿がみられ，その後も縫合部痛はあるものの順調に排尿できている．産褥早期は，分娩時の食物や水分摂取の減少および腹壁緊張の低下，外陰部や肛門部の痛みにより，排便しにくい状況となるため，産褥2日目で排便がないのは生理的なものと考えられるが，発言から会陰の縫合部痛が排便に影響することも考えられる．食事は毎食全量摂取しており，腹部膨満感も出現しているため，排便を促すために水分摂取や腹部のマッサージの方法を説明する必要がある	●体温・脈拍・血圧は正常範囲内で経過している ●Hb値は正常域の可能性がある ●排尿はスムーズである ●排便がなく，腹部膨満感が出現している
・「腕と腰の痛みはずいぶん軽くなりました」	・分娩時の労作で腕と腰に痛みがみられたが，産褥2日目には軽減しており，日常生活に影響するほどの痛みではなく，今後徐々に消失していくと考えられる ・産褥2日目でまだ排便がなく，軽度の腹部膨満や筋肉痛があることから，疲労を考慮しながら産褥体操の提案を検討する	●分娩による腕と腰の痛みは軽減している

3）退行性変化に影響する因子はどうか

アセスメント項目とDさんの情報	Dさんのアセスメント	アセスメントの結論
・初産婦 ・既往歴，アレルギー，感染症なし ・妊娠17週：Hb 12.2g/dL ・妊娠28週：Hb 10.5g/dLで鉄剤服用 ・妊娠32週：貧血改善 ・妊娠30週：下肢浮腫（＋），産休に入り（±）に軽減 ・妊娠39週1日，正常分娩 ・出生体重2,930g，単胎，奇形なし ・分娩所要時間14時間30分 　分娩時出血量250mL ・胎児付属物の異常所見なし	・Dさんに既往歴はなく，普通体型である．妊娠性貧血は鉄剤内服で改善しており，その他の妊娠経過は正常であった．単胎の正常分娩であり，胎児付属物の異常もみられなかった．以上のことから，妊娠経過・分娩経過に全身の回復を阻害する因子はないといえる	●Dさんの身体状態や既往歴に退行性変化を阻害する因子はない ●妊娠・分娩経過に退行性変化を阻害する因子はない

アセスメント項目とDさんの情報	Dさんのアセスメント	アセスメントの結論

4）退行性変化を促すためのセルフケア行動はとれているか

ワンポイント・ウェルネス❸

生殖器の復古を促進させるためには，褥婦自身が産褥期に起こる身体の変化や復古を促すための方法を理解し，かつ褥婦自身の行動として実行できることが大切である．また，育児という新たな行動によって起こる身体の負担に適応するため，生活行動を変化させることも重要である．ここでは褥婦自身が自己の身体の変化を捉えているか，復古を促進するための行動がとれているかをアセスメントする．

・p.83 の表を参照
・身長 158cm，非妊時の体重 56kg（BMI 22.4）
・妊娠中の体重増加は 10kg

〈妊娠時〉
・母親学級 4 回のコースすべてを受講
・「漬け物が好きで，味付けは濃いほうです．肉よりも魚が好きです」
・「むくみが出てからは減塩食を心がけました」

〈分娩 2 時間後〉
・母子同室，頻回授乳開始

〈産褥 1 日目〉
・24 時間母子同室
・シャワー浴を開始する．「さっぱりしました」
・排尿のたびにナプキンを交換している
・「食事は食べられます」

〈産褥 2 日目〉
・24 時間母子同室．シャワー浴を行う
・自分のお腹に触れて，「これが子宮ですか．こんなに硬くて小さくなるんですね．だからお腹も痛いんですね」
・「腕と腰の痛みはずいぶん軽くなりました」
・「トイレは 4 時間ごとくらいには行くようにしています」
・「お腹が少し張っています」
・「傷が怖くていきめないんです」

・母親学級を全コース受講し，必要な知識を得ている．妊娠中の食生活を改善でき，妊娠期間中の体重増加も適正であったことから，妊娠中からセルフケア行動がとれていたと判断できる

・分娩後より母子同室・頻回授乳を開始し，新生児の世話を行っている．また，分娩 5 時間後に歩行を開始し，産褥 1 日目からシャワー浴を開始するなど，適度な動静が行われている

・産褥期は発汗が多く，外陰部や乳房からの感染が起こりやすい時期でもある．Dさんは産褥 1 日目よりシャワー浴を開始し，さっぱりしたと表現している．また，分娩後は排尿のたびにナプキンを交換し，外陰部の清潔も保たれている．適切な清潔行動がとれていると判断できる

・産褥 1 日目から食欲もあり全量摂取できている．今後育児を行っていくうえで必要な食事内容を適宜説明しながらサポートすることで，セルフケア能力を高めていけると考えられる

・分娩後は意識的にトイレに行っているが，分娩後 2 日間排便がない．会陰切開縫合部の治癒経過は順調であるが，Dさんの発言より，会陰切開縫合部の離開への不安が排泄行動に影響している可能性がある．膀胱・直腸の充満が子宮復古に与える影響を説明し，排便を促す方法を一緒に考える必要がある

● 排泄以外の日常生活行動は退行性変化を促している

● 退行性変化を促すためのセルフケア能力をもっている

● 会陰切開縫合部の離開への不安が排泄行動に影響している可能性がある

アセスメント項目とDさんの情報	Dさんのアセスメント	アセスメントの結論

2. 進行性変化

> **ワンポイント・ウェルネス❹**
>
> 産褥期の乳房の機能は，乳汁の産生と分泌で判断する．その機能は，分娩後，胎盤性ホルモンの影響が消失した後に徐々に働きだすため，産褥早期は乳房の変化も緩徐である．したがって，進行性の変化を標準的な指標と照らし合わせるとともに，経日的な変化をみて判断することも重要である．

	分娩直後	分娩2時間後	初回歩行（分娩5時間後）	産褥1日目（午後2時）	産褥2日目（午後2時）
乳房（緊満・硬結・発赤）				緊満なし	緊満なし
乳頭・乳輪（乳管開口数・トラブル）				1〜2本	2〜3本 乳頭発赤軽度
乳汁（色・性状・分泌状態）				水様透明	黄色，粘稠性 じわり
授乳状況	分娩2時間後より個室にて母子同室，頻回授乳			14回/日 母乳のみ	1〜2時間ごと 母乳のみ 夜間添い乳
児の体重（出生時比）	2,930 g			2,850 g（−80 g）	2,770 g（−160 g）
児の健康状態				良好	良好

1）乳房の状態はどうか

・上掲の表参照
・分娩2時間後より母子同室，頻回授乳開始
・乳房形態Ⅱa型
・乳頭の大きさは普通で，やわらかい
・乳輪の大きさは普通

〈産褥1日目〉
・乳管開口数1〜2本
・水様透明の乳汁分泌
・乳房緊満なし
・授乳回数14回/日，母乳のみ

〈産褥2日目〉
・乳管開口数2〜3本
・乳頭発赤軽度
・乳汁は黄色，粘稠性，じわり
・乳房緊満なし
・授乳回数1〜2時間ごと，母乳のみ

・Dさんの乳房の形態はⅡa型であり一般的な形である．また，乳頭・乳輪の大きさも普通でやわらかいため，児にとって吸着・吸啜のしやすい形態といえる．Dさん母子がリラックスできる抱き方をできているかどうか確認していく

・Dさんは，乳管開口数が徐々に増加していること，乳汁の性状が変化していることから，徐々に進行性の変化を辿っていると判断できる．産褥3日目頃から乳汁分泌量が急増し，このころに乳房の緊満感が自覚されるのが一般的であるが，分娩2時間後から頻回授乳を行っているため，乳房緊満感を自覚しないまま乳汁量が増加する可能性もある

・Dさんは，分娩2時間後より頻回授乳を行っている．産褥2日目に軽度の乳頭発赤が出現しているため，発赤・痛みの程度や直接授乳がDさんにとって苦痛となっていないかを観察する必要がある

● 乳房の形はⅡa型である

● 乳頭・乳輪部は児が吸啜しやすい状態である

● 乳汁の分泌は産褥日数に応じた変化である

● 乳房緊満の状態は産褥日数に応じた変化である

● 乳頭のトラブルはみられるが，授乳を継続可能な状態である

アセスメント項目とDさんの情報	Dさんのアセスメント	アセスメントの結論
2）授乳状況はどうか		
・p.86 の表参照 ・分娩2時間後より個室にて母子同室，頻回授乳開始 〈産褥1日目〉 ・授乳回数 14 回／日，母乳のみ．笑顔で児に話しかけながら行っている ・児の抱き方は不安定で，乳頭の含ませ方が浅い ・「夜はずっと起きてたんですけど，昼間になったら吸い付くとすぐに寝てしまうんです」 ・「うまく抱っこできなくて，吸い付くまでに時間がかかってしまって……」 〈産褥2日目〉 ・授乳回数 1～2 時間ごと，母乳のみ ・「昨夜も赤ちゃんがずっとおっぱいを欲しがり泣いていました」 ・「おっぱいが出ないからか，ずっと吸い付いて離さないので，寝ながら授乳していました」 ・児の抱き方やおむつ交換は慣れてきた様子である	・Dさんは初産婦であり，これまで小さい児を扱った経験がない．そのため児の扱いに不慣れで，産褥早期にポジショニングやラッチ・オンが上手にできないのは当然のことである．Dさんは，分娩2時間後より母子同室を開始し頻回授乳を行っているため，今後，さらに経験を積むことで効果的なポジショニングやラッチ・オンの技術の習得が進み，母乳分泌が促されると期待できる ・個室で 24 時間母子同室であるため，プライバシーは保たれ，落ち着いて授乳に取り組むことができる環境である ・産褥2日目に軽度の乳頭発赤が出現しており，授乳時のポジショニングやラッチ・オンが原因となっている可能性がある．ポジショニングやラッチ・オンは適切であるかを観察する必要がある	● 分娩2時間後より母子同室，頻回授乳を継続している ● 授乳はリラックスした環境で行えている ● 授乳時のポジショニングとラッチ・オンが乳頭の発赤の原因となっている可能性がある

3）乳汁分泌や授乳に影響する因子はどうか

> **ワンポイント・ウェルネス❺**
>
> 母乳育児には，母親の全身の回復状態や心理，児の健康状態，母乳育児への意欲，乳房管理状態や授乳状況，育児経験の有無などさまざまな因子が影響する．とりわけ，初産婦の場合，新たな育児の知識と技術を獲得していくスタート地点にいる．はじめの段階でたとえ母乳育児がうまくできなくても，それは当然であるという前提でケアに取り組む．

・p.82，83，86 の表参照
・初産婦
・母親学級は，4 回すべて受講済み
・「できれば母乳で育てたい」

〈分娩経過〉
・自然分娩，分娩時出血量 250mL
・分娩所要時間 14 時間 30 分
・分娩台で直接授乳実施
・「母乳は赤ちゃんに良いと聞いたので，母乳で育てたい」

アセスメント項目とDさんの情報	Dさんのアセスメント	アセスメントの結論
〈産褥 1 日目〉 ・体温 36.5℃，脈拍 70 回 / 分，血圧 110/68mmHg，浮腫なし ・「腕と腰の痛みがあります」 ・会陰切開縫合部やや発赤あり，腫脹なし，創部痛軽度あり．「とくに椅子に座るときと，歩行時に痛い」 ・食事は毎食全量摂取．「おいしく食べられる」 ・「昨日は，赤ちゃんが何度も起きたので眠れませんでした．赤ちゃんが隣にいて不思議な感じですが，とてもうれしい」 ・「疲れはそれほど感じません」 ・「夜はずっと起きていたんですけど，昼間になったら吸い付くとすぐに寝てしまうんです．おっぱいが出ないので赤ちゃんに申し訳なくて……」 ・授乳時，乳頭の含ませ方や抱き方がうまくできず戸惑っている	・乳汁分泌が少ないことに不安をみせたり，授乳時，乳頭の含ませ方や抱き方がうまくできず戸惑っている．しかし，分娩後より直接授乳を継続していることから，母乳育児継続の意欲はあり，乳汁分泌量の増加が期待できる ・D さんには既往歴や感染症がない．妊娠・分娩経過は順調であり，分娩後のバイタルサインは正常である．産褥 1 日目に，不眠や筋肉痛，腰痛，縫合部痛などの分娩期の影響と思われる訴えがあるが，産褥 2 日目には軽減してきている．褥婦の全身状態は順調に回復しており，授乳可能な健康状態である	● 母乳育児への不安や戸惑いはあるが，授乳可能な全身の回復状態である
〈産褥 2 日目〉 ・体温 36.8℃，脈拍 74 回 / 分，血圧 120/70mmHg，浮腫なし ・「腕と腰の痛みはずいぶん軽くなりました」 ・会陰切開縫合部の発赤なし，腫脹なし，創部痛軽度あり		
〈児の健康状態〉 ・在胎週数 39 週 1 日 ・出生時体重 2,930g ・アプガースコア：1 分後 9 点（皮膚色），5 分後 10 点 ・仮死なし，奇形なし ・バイタルサイン・原始反射正常 ・分娩 2 時間後から母子同室，直接授乳開始，吸啜反射良好	・児は正期産児である．分娩直後から直接授乳を行い，吸啜反射は良好であるため，哺乳機能は成熟していると判断できる ・児の在胎週数と出生時体重より相当体重児であり，仮死や奇形はなく，授乳が可能な健康状態であると判断できる	● 児は今後も授乳を継続することが可能であり，乳汁の分泌量の増加を促進する要因となる
〈産褥 1 日目の児〉 ・授乳回数 14 回 / 日，母乳のみ．授乳時，傾眠がちであるが，吸啜反射あり		
〈産褥 2 日目の児〉 ・授乳回数 1 ～ 2 時間ごと，母乳のみ．哺乳行動活発 ・手足を活発に動かしている	・産褥 1 日目は傾眠傾向であったが，産褥 2 日目には哺乳活動が活発になり，哺乳意欲がある．また，児の健康状態は良好に経過しているため，頻回授乳を継続することが可能である．今後も児の吸啜による乳頭刺激が得られ，乳汁の産生と分泌が促進されることが期待できる	

アセスメント項目とDさんの情報	Dさんのアセスメント	アセスメントの結論

4) 進行性変化を促すためのセルフケア行動はとれているか

〈妊娠中〉
・母親学級4回すべて受講済み
・「できれば母乳で育てたい」

〈分娩経過〉
・分娩台で直接授乳実施
・「母乳は赤ちゃんに良いと聞いたので，母乳で育てたい」
・分娩2時間後より母子同室，直接授乳開始

〈産褥1日目〉
・授乳回数14回/日，母乳のみ
・児の抱き方は不安定で乳頭の含ませ方が浅い

〈産褥2日目〉
・乳頭発赤軽度，授乳回数1～2時間ごと，母乳のみ
・児の抱き方やおむつ交換は慣れてきた様子である
・「昨夜も赤ちゃんがずっとおっぱいを欲しがり泣いていました」
・「寝不足で少し疲れています．赤ちゃんが寝ているときに一緒に横になります」
・「おっぱいが出ないからか，ずっと吸い付いて離さないので，寝ながら授乳していました」

・妊娠中に母親学級をすべて受講していること，分娩直後にも母乳で育てたいと意思表示をし，分娩後の頻回授乳に取り組んでいることから，母乳栄養で育てたいという意欲がある

・母乳育児に関する知識は母親学級で得ている．分娩2時間後より母子同室を開始し，現在も頻回授乳を継続しているため，経験を積み重ねながら徐々に授乳技術を習得していくと考えられる．また，産褥2日目には疲労がみられているが，児が寝ている時に休息をとり，夜間は添い乳を行うなど，児の生活リズムに合わせる工夫ができている．さらに，授乳を支援するなかで，Dさんの進行性変化に合った判断と行動がとれているかを確認していく

● 母乳育児への意欲がみられる

● 頻回授乳により母乳育児の経験を積み重ねている

● 母乳育児継続のために寝不足や疲労に対処できている

3. 心理・適応過程

> ### ワンポイント・ウェルネス❻
> 産後の母親の葛藤は，母親としての理想像と，実行したくてもできないという現実の自分との落差から生じる．しかし，この葛藤は，目標に向かって行動していく意思があることの表れである．それは，母親としての自分を否定しても，育児を放棄することなく実行している様子からもいえる．経験の積み重ねに伴い育児技術の習得は進むため，今後児のニーズに合った役割を果たせるようになれば，母親としての現実の自己を受け入れられるようになると考える．

1) 産後の心理的変化はどうか

〈分娩直後〉
・分娩台で直接授乳実施
・分娩2時間後より母子同室，頻回授乳開始
・母乳のみ．笑顔で児に話しかけながら行っている

アセスメント項目とDさんの情報	Dさんのアセスメント	アセスメントの結論
〈産褥 1 日目〉 ・「昨日は，赤ちゃんが何度も起きたので眠れませんでした．赤ちゃんが隣にいて不思議な感じですが，とてもうれしい」 ・「夜はずっと起きていたんですけど，昼間になったら吸い付くとすぐに寝てしまうんです．おっぱいが出ないので赤ちゃんに申し訳なくて……」 〈産褥 2 日目〉 ・母子同室，頻回授乳継続．母乳のみ ・児の抱き方やおむつ交換は慣れてきた様子である ・「昨夜も赤ちゃんがずっとおっぱいを欲しがり，泣いていました」 ・「寝不足で少し疲れています．赤ちゃんが寝ているときに一緒に横になります」 ・「おっぱいが出ないからか，ずっと吸い付いて離さないので，寝ながら授乳していました」	・Dさんは，分娩2時間後より頻回授乳を行っているが，授乳後に児が母乳を欲しがる様子をみせている．産褥早期のこのような児の反応は当然のことであるが，Dさんは，児の欲求を満たせないことに対する葛藤を感じている．しかし，Dさんの児の受容は良好であり，このまま母親役割を放棄せず遂行していくと考えられ，授乳技術の習得に伴い，児の反応による葛藤は消失していくと判断できる ・授乳時，児の欲求を満たせないことに対して不安を表出できているため，周囲の人々の支援を受けることが可能であると判断できる	● 児の欲求を満たせないことに対する葛藤を感じている ● 周囲の支援を受けることが可能である

2）母親への適応過程はどうか

ワンポイント・ウェルネス❼

母親の役割獲得過程の開始は，夫・家族から受け入れられ，母親としての自己受容，児の愛着形成・受容が順調に経過することが基本となる．育児技術の習得は，育児経験がはじめての初産婦にとってはたいていゼロからの出発である．現在，児のニーズに合った育児ができていなくても，児の受容が良好であれば，経験の積み重ねに伴い育児技術の習得が進み，母親役割獲得は順調に進むと判断できる．

・p.86 の表参照 ・年齢 30 歳 〈妊娠中〉 ・「結婚後早く子どもが欲しいと夫と話していました．とてもうれしい」 ・母親学級 4 回すべて受講済み 〈分娩経過〉 ・分娩台で母子早期接触後，直接授乳実施 ・「とてもかわいい．女の子でうれしい」 ・「母乳は赤ちゃんに良いと聞いたので，母乳で育てたい」 ・分娩 2 時間後より母子同室，頻回授乳開始	・妊娠期から児の受容は始まっており，分娩後の発言からも児に愛情をもっていることがうかがえる ・分娩後から産褥2日目まで母子同室を継続し，児の要求に応じて育児を行っていることから，養育態度は良好で，日ごとに児の受容が深まっているといえる ・妊娠中，母親学級を4回すべて受講し，育児に関する知識の学習機会をもっていたことから，妊娠期から母親役割の形成は始まっていたと判断できる．現在はまだ，児のニーズに合わせた育児技術を提供できないが，育児を放棄することなく遂行し，少しずつ慣れてきていることから，育児技術を徐々に習得している段階であるといえる．児の特徴やニーズをさらに把握するために，母子同室は効果的であると考えられる	● 日ごとに児の受容が深まっている ● 児に合わせた育児技術を工夫しながら身につけている

アセスメント項目とDさんの情報	Dさんのアセスメント	アセスメントの結論
〈産褥1日目〉 ・頻回授乳. 母乳のみ. 笑顔で児に話しかけながら行っている ・児の抱き方は不安定で乳頭の含ませ方が浅い 〈産褥2日目〉 ・乳頭発赤軽度, 授乳回数1～2時間ごと, 母乳のみ ・児の抱き方やおむつ交換は慣れてきた様子である ・児の名前は決めている.「出産前から夫と一緒に考えていました」 ・会社員（事務職）, 育児休業を1年間取得する予定 ・「仕事に復帰後は, 保育園に預けようと考えています. 子どもの送り迎えはおばあちゃん（実母）に頼もうかな」	・Dさんは, 産褥1日目は児の抱き方や乳頭の含ませ方に不慣れであったが, 頻回授乳を継続し, 産褥2日目には授乳時の抱き方やおむつ交換に慣れてきている. これは初産婦の産褥早期の授乳状況としては一般的な経過である. 母親として新たに育児に対する知識と技術を獲得するプロセスのなかで, 母親役割を懸命に遂行しているといえる. また, 母子同室を行い児の世話を遂行するなかで, 育児技術を徐々に習得している段階であり, 育児に必要な知識と技術の獲得が始まっている状態にあるといえる ・Dさんは仕事をもっており, 産前・産後の休業の手続きをしている. 産後の復職の時期を決めていることから, 育児と仕事の両立を図るための準備を始めている	 ● 育児と仕事の両立を図るための準備を始めている

3）産後の心理・適応過程に影響する因子はどうか

・年齢30歳 ・既往歴なし, 妊娠・分娩歴なし 〈妊娠中〉 ・貧血で鉄剤を内服したほかは, とくに異常なく経過 ・「結婚後早く子どもが欲しいと夫と話していました. とてもうれしい」 〈分娩経過〉 ・異常なし ・分娩台で早期母子接触後, 直接授乳実施 ・「とてもかわいい. 女の子でうれしい」 ・「母乳は赤ちゃんに良いと聞いたので, 母乳で育てたい」 ・分娩2時間後より母子同室, 頻回授乳開始 〈産褥1日目〉 ・分娩の振り返りは肯定的 ・頻回授乳, 笑顔で児に話しかけながら行っている ・乳汁分泌や育児技術に不安定や戸惑いがある	・Dさんは身体・精神的, 社会的に成熟した年齢であり, 健康状態は良好である. 夫婦ともに望んだ妊娠であることから, 今回の妊娠・分娩を肯定的に受け入れる要因となっている. 分娩経過やその後の経過も順調であり, 分娩も肯定的に受け入れている. 分娩直後の母子早期接触や母子同室を実施できたことは, Dさんの母親役割獲得を促す要因となっている ・Dさんは授乳が思うようにいかないことに葛藤を感じている. しかし児の受容は良好なままであり, 分娩2時間後から24時間ずっと母子同室で頻回授乳を継続している ・毎日自分なりの工夫をしながら育児に取り組んでおり, このまま進めばさらに児の欲求と生活リズムに合わせていくことができると考えられる	● Dさんの健康状態や妊娠・分娩経過は, 母親役割獲得を促進している ● 児の欲求と生活リズムに合わせた行動がとれている

アセスメント項目とＤさんの情報	Ｄさんのアセスメント	アセスメントの結論
〈産褥 2 日目〉 ・乳頭発赤軽度 ・授乳回数 1 ～ 2 時間ごと，母乳のみ ・児の抱き方やおむつ交換は慣れてきた様子である ・夜間添い寝で授乳 ・会社員（事務職）．現在産休中，1 年間の育児休業後，復職予定 ・夫は会社員（営業）．帰宅は午後 7 時頃，ときどき土日祝日出勤あり ・夫は入院時から仕事を休み，Ｄさんに付き添う ・1 か月健診頃まで里帰りする予定 ・両実家の両親とともに同市内在住で，初孫を喜んでいる ・夫は自分で沐浴をやりたいと思っている．「男の子でも女の子でもどちらでもよかった．母子ともに無事でよかった．ほっとしている」	・夫婦ともに働いており，1 年間の育児休業後，復職予定であることから，育児を遂行するうえで経済的に困難な状況にはならないと予想される ・夫は，入院から分娩に付き添い，Ｄさんへのサポートが認められる．児の誕生を喜び，退院後の育児の役割を考えている ・家族も児の誕生を喜び，退院後 1 か月は実家で過ごす予定である	●家族の受け入れや社会的要因は，母親役割獲得を促進している

4. 家族・適応過程

1）父親への適応過程はどうか

ワンポイント・ウェルネス❽

父親としての役割獲得過程の始まりとして，父親の児に対する受容や愛着は重要である．子どもができることを喜んでいる様子などは，その第一歩といえる．また，父親役割については，新しい役割を学習する必要性を感じ，それに取り組もうとしているか，あるいは取り組んでいるかどうかがポイントとなる．たとえば，「沐浴は自分でやりたい」などの意思表示や実際の行動がみられる場合は，役割意識が芽生えていると判断できる．

・夫は年齢 32 歳，健康状態良好，会社員（営業），帰宅は午後 7 時頃 ・妊娠に対しての反応「全然実感がわかないがうれしい」 ・病院開催の両親学級に参加 ・「生まれたら児の沐浴は自分でやりたい」 ・分娩に付き添い，Ｄさんの腰をさすったり，うちわで扇いでいた ・「男の子でも女の子でもどちらでもよかった．母子ともに無事でよかった．ほっとしている」 ・分娩直後，Ｄさんの汗を拭きながら「ありがとう」と涙ぐんでいる．児の顔をじっと見つめ，やや興奮ぎみ	・夫は身体的にも精神的にも安定しており，健康状態に不安はない．妊娠に対して喜びを表出し，両親学級に参加し，誕生後の役割を考えていたことから，父親としての自覚は妊娠期から芽生えていたと考えられる．出産後も児が無事誕生したことを喜んでおり，父親が児に抱く没入感情もみられ始めている．父親は児の受容過程にあるといえる ・両親学級に参加していること，「沐浴は自分でやりたい」という発言から，育児を通して児と多く接触することを望んでおり，自分にできることを考え，父親としての役割を果たそうとしている．両親学級で育児に関する知識や技術を学習しているが，退院後の役割調整とともに知識と技術の確認をする必要がある	●父親は児の受容過程にある ●父親の役割を果たそうとしている ●育児技術の習得を希望している

アセスメント項目とDさんの情報	Dさんのアセスメント	アセスメントの結論
・Dさんと子どもは1か月健診頃まで里帰りする予定	・母子は，退院後1か月間実家に里帰りする予定であり，その間は子どもと接する機会が減少してしまうことが考えられる．父親役割を果たすためには，父親が早期から継続的に子どもと接触することが重要であるため，継続的に子どもと接触できる工夫を考える必要がある	●里帰り期間は子どもとの接触が減少する可能性がある

2）その他の家族の適応過程はどうか

> **ワンポイント・ウェルネス❾**
>
> その他の家族（夫婦の両親や上の子どもなど）が，児に対してどのようにかかわっているかを観察し，家族の一員として受け入れている，あるいは受け入れようとしていると考えられるのか反応を読み取る．また，母子に対するサポートについては，家族の身体的・精神的な健康状態や経済状態などから，協力体制が期待できるかどうかを判断する．

アセスメント項目とDさんの情報	Dさんのアセスメント	アセスメントの結論
・昨年結婚，夫と2人暮らし ・両実家の両親ともに同市内在住．双方の両親は健在で，初孫を喜んでいる．休みの日にはときどき実家を訪れる	・夫婦2人暮らしであるが，両実家の両親は健在であり交流があることから，家族関係は円満であるといえる．また，家族全員が児の誕生を喜んでおり，児を家族の一員として受け入れている．家族は，Dさん母子をサポート可能な状態であるといえる	●家族は母子をサポート可能な状態である ●母子に対する家族の受容が進んでいる
・Dさんと子どもは1か月健診頃まで里帰りする予定	・Dさんの両親は，退院後の1か月間母子を受け入れる予定であることから，今後の母子の状況に合わせて，家族で協力体制の話し合いを行うことが可能である	●家族で協力体制について話し合いを行うことが可能である

3）家族計画が立てられるか

アセスメント項目とDさんの情報	Dさんのアセスメント	アセスメントの結論
・今回の妊娠は，夫婦ともに待ち望んだ妊娠である ・産褥4日目に家族計画指導を受講予定	・分娩後は，新しい子どもを迎え今後の家族の発達を考えるうえで重要な時期であるため，Dさん夫婦の家族計画に関する知識の有無や今後の家族計画を確認することが大切である．今回は夫婦ともに望んだ子どもであり，計画的な妊娠を夫婦で話し合うことができていたといえる．家族計画に関する知識を提供することで，今後も夫婦が話し合うことが可能である．	●家族計画の話し合いができる

アセスメント項目とDさんの情報	Dさんのアセスメント	アセスメントの結論

5. 生活・社会環境

> **ワンポイント・ウェルネス⑩**
>
> 新しい役割を担う母親が，現状を維持またはより高いレベルの状態に向かい行動するため，セルフケア能力とともに退院後のサポート体制，環境の整備がどれだけ準備できているかを判断することが重要である．その際，退院までに母親の意識を退院後の生活に向けることが大切である．

1）出産後の生活の変化を理解しているか

アセスメント項目とDさんの情報	Dさんのアセスメント	アセスメントの結論
・会社員（事務職）．現在産休中で，1年間の育児休業を取得する予定 ・妊娠中，母親学級を4回すべて受講済み ・「寝不足で少し疲れています．赤ちゃんが寝ているときに一緒に横になります」 ・「仕事に復帰後は，保育園に預けようと考えています．子どもの送り迎えはおばあちゃん（実母）に頼もうかな」 ・Dさんの実家は一戸建て（4LDK） ・「赤ちゃん用の布団や洋服も実家に運んであります」 ・Dさんの実母は仕事をもっていない	・母親学級をすべて受講していることから，退院後の母子の生活，活動に関しての知識については学習しているといえる．産褥2日目には，児の生活リズムに合わせて休息をとる工夫をしており，母子同室を継続していくことで児との生活リズムに慣れることができると判断できる．退院後1か月は実家に里帰りする予定であり，母子が使用する部屋が確保され，家族の支援も得られる状況である ・復職後は実母のサポートを受けることができる	● 身体の回復状態に合わせて退院後の生活を送ることが可能である
・静かな住宅街，賃貸のマンション（3LDK）．日当たりが良い．緑が多い	・自宅は静かな住宅街にあり，日当たりも良く，児が過ごす部屋が確保できる広さであるため，育児に適した環境といえる．ただし，退院後1か月間里帰りする実家の環境の把握が必要である	● 自宅とその周辺は育児環境として適している

2）社会資源・諸制度を活用できるか

アセスメント項目とDさんの情報	Dさんのアセスメント	アセスメントの結論
・会社員（事務職）．現在産休中で，1年間の育児休業を取得する予定 ・名前は決めている．「退院するときに出生届を出す予定です」 ・自宅近くに小児科がある	・退院時に出生届を提出し必要な諸手続きを行い，行政・保健サービスを受けることを考えている．新生児訪問指導や家庭訪問事業などの行政サービス，医療サービスや民間サービスに関する知識の有無を確認し，Dさん家族のニーズに合ったサービスが受けられるよう支援する	● 行政サービスを受けるための諸手続きを理解している
・「仕事に復帰後は，保育園に預けようと考えています．子どもの送り迎えはおばあちゃん（実母）に頼もうかな」	・産後の復職時期を決めていることから，産前休業前に会社の諸制度を確認し，手続きをしていると考えられる．また，復職後は保育所に預け，送迎は家族のサポートを受けるなど，社会資源を活用しながら育児を行う希望をもっている	● 復職後は，社会資源を活用しながら育児を行う希望をもっている

✅ D さんの看護診断リスト

D さんの情報に基づくアセスメントとその結論から，看護診断に必要な因子（条件）を p.78 ～ 81 の「アセスメント項目」ごとに整理し，各因子（条件）から導き出される看護診断をあげてみましょう．

アセスメント項目	看護診断リスト
退行性変化	#1　退行性変化を妨げるリスクを軽減するための行動がとれている **条件**　・生殖器の復古は産褥日数に応じて順調である 　　　　・便秘の可能性がある 　　　　・退行性変化を阻害する因子はない 　　　　・退行性変化を促すための排泄行動をとることができる
進行性変化	#2　母乳育児に関する知識と技術の習得が始まっている **条件**　・乳房は授乳を継続できる状態である 　　　　・授乳状況は進行性変化を良好に促すことができる 　　　　・母子の状態は，進行性変化を促す要因となる 　　　　・進行性変化を促すための行動がとれている
心理・適応過程	#3　理想の母親像と現実の自分との統合を始めている **条件**　・周囲の支援を受けることが可能な心理状態である 　　　　・退院後の生活に合わせた育児行動の準備段階である 　　　　・心身状態や育児行動，家族の母子の受容は，母親役割獲得を促進するように働く
家族・適応過程	#4　家族関係・機能の再調整が進んでいる **条件**　・父子関係の形成の開始は順調であるが，退院後の関係形成に影響する要因がある 　　　　・家族がそれぞれの役割調整をすることは可能である 　　　　・今後の家族計画を考えることができる
生活・社会環境	#5　退院後の育児環境を整え始めている **条件**　・退院後の環境は，育児に適している 　　　　・育児支援サービスの活用を考えている

📑 母乳育児の知識と技術の習得についての統合図

D さんの看護診断リスト「#2　母乳育児に関する知識と技術の習得が始まっている」を例に考えてみましょう.

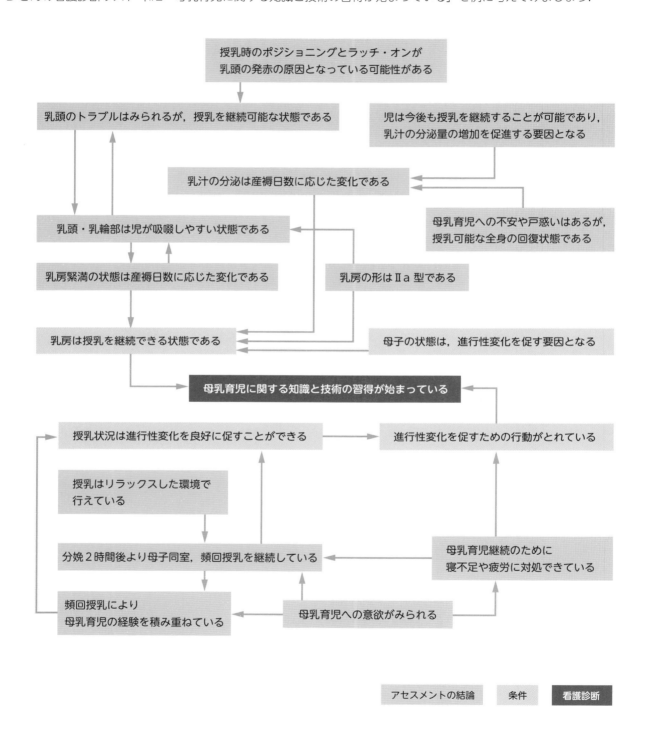

🤲 D さんへの看護介入

看護診断

以下の条件により「#2　母乳育児に関する知識と技術の習得が始まっている」
・乳房は授乳を継続できる状態である
・授乳状況は進行性変化を良好に促すことができる
・母子の状態は，進行性変化を促す要因となる
・進行性変化を促すための行動がとれている

短期目標（退院までに期待される結果）

1. 児に乳頭を適切に含ませることができる（浅飲みが解消される）
2. 正しい抱き方を理解する
3. 安楽で安定した抱き方ができる
4. 児の反応に対する感情を表出することができる
5. 母乳育児に関する疑問点を質問できる
6. 母乳育児への自信や満足感，前向きな言葉を表出することができる

具体的な方法

OP （観察計画）	1）乳房緊満状態（視診，触診，本人の自覚） 2）乳管開通状態（開口数，太さ） 3）乳輪部の変化（やわらかさ，伸展性） 4）授乳後の乳頭の状態（発赤・疼痛・水疱・亀裂の有無，乳頭の変形） 5）授乳時の児の抱き方 6）乳頭の含ませ方（児の開口状態，口唇の状態） 7）授乳間隔，授乳時間 8）授乳環境 9）授乳時の児への声かけ 10）授乳時の表情，反応，感情の表出 11）全身の回復状態 12）児の健康状態，反応，覚醒状態 13）乳汁分泌を促進するための行動への理解 14）授乳開始のタイミングの理解 15）母乳育児に対する質問・疑問 16）家族の母乳育児への考え
TP （ケア計画）	1）授乳実施の時間を予測し，訪室する 2）授乳時の抱き方・含ませ方を一緒に行う 3）乳頭刺激を促す 4）母親の思い・訴えを傾聴する 5）看護者へ希望することを聞く 6）夫が妻（児の母）へ関心を向けて支えるようかかわる
EP （教育計画）	1）乳汁分泌の変化について説明する 2）乳房ケアの方法について説明しながら一緒に行う 3）授乳技術は経験によって学習することを伝える 4）母児ともにはじめての体験であることを伝える 5）母子同室時に心配なことはいつでも言ってよいことを伝え，対応する体制をつくる

4 家族に課題がある褥婦の看護過程の展開（産褥4日目）

👤 E さんの紹介

＜基礎情報＞

- E さんは 38 歳．40 歳の夫は既往歴なく，健康である．3 歳の第 1 子（女児），義父母とともに住宅街の 1 戸建て（2 階建て）に住んでいる．
- 実父母は車で 30 分程度の同市内に住んでいる．今回里帰りはしない予定．
- E さんは会社勤務（事務職）でフルタイムで働いている．通勤時間は 家から車で 30 分程度．育児休業は半年間取得する予定．
- 第 1 子は近くの保育所に預けている．第 2 子も預ける希望があるが，今のところ空きがなく，別の保育所を探している．
- 義父が昨年脳梗塞のため入院し，現在自宅療養中．義母が中心となって介護しているため．義母の育児サポートは期待できない．
- 夫は営業職をしており，帰宅時間は午後 8 時頃，土日出勤もときどきある．夫の帰りが遅いため，妊娠中の E さんは家事などできることは自分が行い，義母を少しでも助けたいと思っている．
- 義父の介護もあり，今回の妊娠に戸惑ったが，児の誕生を楽しみにしている家族に後押しされ，前向きになれた．

＜妊娠〜産後経過＞

- 妊娠初期につわりがひどく，体重が 2 kg 減少したが，その後 12 kg 増加した．
- 貧血がみられたが，鉄剤内服で回復した．
- 妊娠 36 週 Hb12.5 g/dL．
- 血圧は非妊時 110/75 mmHg であったが，妊娠後期に 144/85 mmHg まで上昇した．
- 尿蛋白は（−），浮腫は後期に入り（＋），尿糖時々（±），妊娠中期の GTT 結果は正常であった．
- 妊娠 38 週 0 日，朝 4 時に陣痛発来し，5 時に入院．来院時は夫が付き添ったが，仕事や上の子どもの世話のため帰宅した．
- 分娩経過は順調に進み，午前 10 時に男児を出産．
- アプガースコアは 1 分後 8 点（皮膚色），5 分後 9 点（皮膚色）．
- 出生体重 3,080 g，身長 50.5 cm．
- 会陰裂傷 1 度，出血量は 370 mL であった．
- 午前 10 時 10 分，胎児付属物娩出，異常なし．
- 分娩所要時間 6 時間 10 分．
- 母子ともに異常はみられず，母子早期接触・直接授乳を行った．
- 分娩 2 時間後，新生児とともに病室に帰室し，母子同室を開始する．頻回授乳を行っている．
- 身体の回復，子宮復古は順調で，乳房も産褥日数に応じて変化している．
- 第 1 子は 1 歳半まで母乳育児を行った．児の扱いに慣れ，養育態度も良い．

同市内に居住
（車で30分）

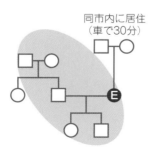

🔍 E さんのアセスメントから結論まで

アセスメント項目とE さんの情報	E さんのアセスメント	アセスメントの結論

1．退行性変化

1）生殖器の復古は産褥日数に応じて順調か

	分娩直後	分娩2時間後	初回歩行 （分娩4時間後）	産褥1日目 （午後2時）	産褥2日目 （午後2時）	産褥3日目 （午後2時）	産褥4日目 （午後2時）
子宮底の高さ （長さ）	臍高 （恥骨結合上 15 cm）	臍下2横指 （恥骨結合上 12 cm）	排尿後臍高 （恥骨結合上 15 cm）	臍下2横指 （恥骨結合上 12 cm）	臍下2～3横指 （恥骨結合上 11 cm）	臍下3横指 （恥骨結合上 10 cm）	臍と恥骨結合の 中央（恥骨 結合上9 cm）
子宮の硬さ	硬式テニスボー ルの硬さ	硬式テニス ボールの硬さ	排尿後，硬式 テニスボール の硬さ	硬式テニス ボールの硬さ	硬式テニス ボールの硬さ	硬式テニス ボールの硬さ	硬式テニス ボールの硬さ
悪露 （色・量・ においなど）	出血量 370 mL	赤色 50 mL	赤色 大ナプキン 半分付着 凝血塊なし	赤色 中ナプキン 2/3 付着	赤色 中ナプキン 半分付着	赤褐色 中ナプキン 1/3 付着	赤褐色 小ナプキン 1/3 付着
後陣痛	あり	あり （我慢できる）	あり （我慢できる）	あり	授乳時とくに強い	授乳時あり	授乳時 ときどきあり
外陰部・ 創部・ 肛門部	会陰裂傷1度	外陰部浮腫軽度 創部痛なし 脱肛なし	創部痛なし	外陰部浮腫なし 脱肛なし	脱肛なし	脱肛なし	脱肛なし

- 上掲の表を参照
- 経産婦（2妊2産），前回分娩3年前
- 分娩時，会陰裂傷1度，吸収糸2針縫合
- 分娩時出血量 370mL

- E さんの子宮底の高さは，産褥4日目まで徐々に低下し，標準的な経過である．硬度も良好であり，子宮収縮は良好といえる

- 分娩2時間後までの出血量の合計が500mL以下であれば正常範囲内であるため，E さんの分娩時の出血量は370mLで正常範囲内である．その後は，赤色から赤褐色に変化し，徐々に減少していることから，子宮内膜の治癒状態は順調な経過であるといえる

- 一般に初産婦に比べ経産婦のほうが後陣痛が強く，随伴する疼痛も強い．また，授乳時には後陣痛が増強する．E さんの後陣痛は我慢できる程度の痛みであり，授乳時に増強しているが，分娩後の活動に影響を及ぼしていないため，生理的範囲内の強さであるといえる

- E さんは，分娩時会陰裂傷部の縫合を施行されている．分娩時にみられた浮腫は産褥1日目には消失している．会陰縫合部の発赤，腫脹はなく感染徴候もない．疼痛も軽減しているため，会陰裂傷縫合部の治癒過程は順調であると判断できる

- 子宮復古は産褥日数に応じて変化している

- 会陰切開縫合部の治癒は順調である

アセスメント項目と E さんの情報	E さんのアセスメント	アセスメントの結論
	・経腟分娩により骨盤底が大きく押し広げられ，一時的に骨盤底が弛緩する．そのため，産褥期は骨盤底筋群の弛緩による尿失禁や子宮下垂が起こりやすい．積極的な産褥体操を勧め，その予防に努める必要がある	

2) 全身の回復状態は産褥日数に応じて順調か

	分娩直後	分娩2時間後	初回歩行（分娩4時間後）	産褥1日目（午後2時）	産褥2日目（午後2時）	産褥3日目（午後2時）	産褥4日目（午後2時）
体温（℃）	37.3	36.8	36.9	36.6	36.8	37.0	36.9
脈拍（回/分）	92	76	74	66	68	70	72
血圧（mmHg）	142/90	126/76	120/70	118/68	122/72	130/78	126/78
排尿			尿意感あり 自然排尿あり	7回/日	6回/日	5〜6回/日	3〜4時間ごと
排便				0回/日	朝1回	1回/日	1回/日
浮腫				軽度	下肢（+）	下肢（+）	下肢（±）
睡眠				やや不良	やや不良	やや不良	良
食事				食欲あり 毎食全量摂取	食欲あり 毎食全量摂取	食欲あり 毎食全量摂取	食欲あり 毎食全量摂取
顔色, 疲労感など			ふらつきなし 顔色良好	顔色良好 疲労感なし	疲労感なし	疲労感軽度	疲労感軽減
その他						Hb12.0 g/dL 尿蛋白（−） 尿糖（−）	退院診察結果 異常なし

・上掲の表を参照
・血圧：非妊娠時 110/75mmHg
　　　　妊娠後期 144/85mmHg

・E さんは，妊娠後期から分娩直後に血圧が上昇したがその後低下し，産褥4日目までバイタルサインは正常範囲内で経過した．現時点で，感染徴候や高血圧などの異常はみられない．また，妊娠初期に高血圧はみられておらず，高血圧発症のリスク因子はないため，今後血圧が上昇する可能性は低いと判断できる．分娩時の出血量は正常範囲内であり，分娩後の活動への影響はない．産後，貧血となる可能性は低いが退院までに確認する必要がある

● 体温・脈拍・血圧は正常範囲内で経過している

● 高血圧発症のリスク因子はない

● Hb 値は正常域の可能性がある

・初回歩行時から自然排尿あり
・産褥1日目より毎食全量摂取
・産褥2日目より排便1回/日あり

・E さんは，分娩後，初回歩行時から自然排尿がみられ，その後も順調に排尿できている．さらに，食事は毎食全量摂取しており，産褥2日目より排便は順調にみられている

● 排泄機能は順調に回復している

アセスメント項目とEさんの情報	Eさんのアセスメント	アセスメントの結論
3）退行性変化に影響する因子はどうか		
・経産婦（2妊2産） ・既往歴なし，アレルギーなし，感染症なし ・身長158cm，非妊時体重60kg（BMI 24） ・体重の増減：妊娠初期2kg減少，その後12kg増加 ・Hb：妊娠16週12.5g/dL 　　妊娠29週10.0g/dLで鉄剤服用 　　妊娠36週12.5g/dL ・血圧：非妊娠時110/75mmHg 　　妊娠後期144/85mmHg ・浮腫：後期（＋） ・尿蛋白：（−） ・尿糖：時々（±），妊娠中期のGTT結果は正常 ・妊娠38週0日，正常分娩 ・出生体重3,080g，単胎 ・分娩所要時間6時間10分，会陰裂傷1度，分娩時出血量370mL ・胎児付属物の異常所見なし	・Eさんに既往歴はなく，普通体型である．妊娠後期に血圧が140mmHgを超えたが，分娩後は徐々に低下している．尿蛋白は（−）であり，妊娠高血圧症候群の可能性は低い．さらに，妊娠性貧血は鉄剤内服で改善しており，その他の妊娠経過は正常であった．単胎の正常分娩であり，胎児付属物の異常もみられなかった	● Eさんの身体状態や既往歴に退行性変化を阻害する因子はない ● 妊娠・分娩経過に退行性変化を阻害する因子はない
4）退行性変化を促すためのセルフケア行動はとれているか		
・p.100の表を参照 ・身長158cm，非妊時体重60kg（BMI 24） ・妊娠全期間の体重増加は10kg ・母親学級は第1子のときに受講 ・第1子と同じ病院で出産 〈食習慣〉 ・「上の子が残した食事をついつい食べてしまいます」 ・「嫌いなものはありません」 ・「義父が病気になってからは味付けを薄くしています」 〈排泄習慣〉 ・非妊時：排便1回/日 　　排尿5〜6回/日 ・妊娠中：排便1回/1〜2日 　　排尿7〜8回/日 ・「薬は使いませんでした」 ・「なるべく野菜を食べていました」	・Eさんは，妊娠中，食べ過ぎてしまったとの発言があったが，適正な体重増加量であり，血圧や便秘に対応して食習慣の改善を図ることができていた．また，貧血治療の鉄剤も適切に内服し貧血を改善させている． ・母親学級は今回受講していないが，3年前の第1子妊娠時に受講し，妊娠・分娩の経験もあることから，必要な知識はある程度もっていると判断できる	● 退行性変化を促す日常生活行動がとれている

アセスメント項目と E さんの情報	E さんのアセスメント	アセスメントの結論
・分娩 2 時間後より母子同室，頻回授乳開始 ・分娩 4 時間後に歩行開始 ・産褥 4 日目まで 24 時間母子同室継続 〈産褥 1 日目〉 ・シャワー浴を開始し，毎日行う ・排泄のたびにナプキンを交換している． ・「お産後は，トイレにこまめに行くほうがいいんですよね？」 〈産褥 2 日目〉 ・「朝，2 日ぶりにお通じがありました．すっきりしました」 ・「食事はおいしくいただいています」 〈産褥 3 日目〉 ・日中は児の世話以外ほとんどベッドで横になっている．「ゆっくりできるのは今だけなので……」 〈産褥 4 日目〉 ・「帰ったら，上の子とこの子の世話で大忙しだと思います．おばあちゃんに頼ることもできないので……」	・分娩 2 時間後より母子同室・頻回授乳を開始し，歩行開始は分娩 4 時間後に行っている．現在まで母子同室を継続し新生児の世話を行い，児の生活リズムに合わせて休息をとることもできている．適度な動静が行われていると判断できる ・産褥期は発汗が多く，外陰部や乳房からの感染が起こりやすい時期でもある．E さんは産褥 1 日目よりシャワー浴を開始し，全身の清潔は保たれている ・分娩後は定期的な排尿が子宮復古につながることを理解し，意識してトイレに行く行動がとれている ・排泄のたびにナプキンを交換し，外陰部の清潔も保たれており，適切な清潔行動がとれていると判断できる ・E さんは第 1 子の出産・育児経験があり，退院後の生活のイメージができている．自分なりの価値観で判断することができると考えられるため，E さんの考えや方法を適宜確認しながら，必要時支援することでセルフケア能力を高めていくことができると考える	● 退行性変化を促すためのセルフケア能力をもっている

2. 進行性変化

	分娩直後〜分娩 4 時間後	産褥 1 日目 （午後 2 時）	産褥 2 日目 （午後 2 時）	産褥 3 日目 （午後 2 時）	産褥 4 日目 （午後 2 時）
乳房 （緊満・硬結・発赤）		緊満なし	緊満軽度	緊満は 授乳後軽減	緊満は 授乳後軽減
乳頭・乳輪 （乳管開口数・トラブル）		2 〜 3 本 トラブルなし	5 〜 6 本 トラブルなし	6 〜 7 本 トラブルなし	多数 トラブルなし
乳汁 （色・性状・分泌状態）		黄色, 粘稠性 じわり	黄色 ポタリ	クリーム色 ポタポタ	クリーム色 分泌良好
授乳状況	分娩 2 時間後より 母子同室，頻回授乳	14 回 / 日 母乳のみ	1 〜 2 時間ごと 母乳のみ 夜間添い乳	2 〜 3 時間ごと 母乳のみ 夜間添い乳	2 〜 3 時間ごと 母乳のみ 夜間添い乳
児の体重 （出生時比）	3,080 g	2,980 g （−100 g）	2,930 g （−150 g）	2,900 g （−180 g）	2,950 g （−130 g）
児の健康状態		良好	良好	良好	生理的黄疸 正常範囲内 良好

アセスメント項目とEさんの情報	Eさんのアセスメント	アセスメントの結論
1）乳房の状態はどうか		
・p.102の表を参照 ・第1子は1歳半まで母乳育児を行い，乳房や乳頭のトラブルはなかった ・第1子出生体重2,960g ・「第1子の入院中から母乳だけでした．周りからも母乳がいいよって言われてたので」 ・「第1子の入院中は子どもが泣いてばかりでつらいときもありましたが，今はほとんど病気もしないので，母乳で育ててよかったと思っています」 ・分娩2時間後より母子同室，頻回授乳開始 ・乳房形態Ⅱb型 ・乳頭の大きさはやや大きめだが，やわらかい ・乳輪の大きさは普通	・Eさんの乳房の形態はⅡb型であり一般的な形である．第2子の出生体重（3,080g）は第1子とほぼ同じであり，授乳時の児の抱き方は経験をもとに行えると考えられる． ・乳頭は大きめであるがやわらかく，乳輪も普通の大きさであるため，児が吸啜しやすい形態といえる．Eさんは第1子が1歳半まで母乳育児を継続していたため，乳頭・乳輪の状態は直接授乳に適していると考えられる．さらに，乳房・乳頭のトラブルの経験がなかったため，今回の授乳においてもトラブル発生の可能性は低いと判断できる ・Eさんは，第1子が1歳半になるまで母乳育児を継続していたことから，乳管開口数の増加，乳汁の性状と分泌の変化は順調に経過すると考えられる．また，乳房緊満感は軽度で経過し，乳汁分泌量が増加した産褥3日目には授乳後に軽減している．Eさんは分娩直後から頻回授乳を行っているため，適度な乳房緊満感を維持しながら乳汁量が増加していくと考えられる	●乳房の形はⅡb型である ●乳頭・乳輪部は児が吸啜しやすい状態である ●乳汁の産生・分泌状態は順調に経過している
2）授乳状況はどうか		
・第1子は1歳半まで母乳育児を行った ・分娩2時間後より母子同室（個室），頻回授乳開始 〈産褥1日目〉 ・児の抱き方は慣れている．授乳姿勢は横抱きが多い ・「同じ抱き方をしているとおっぱいが残ってしまうので，上の子のときはときどき抱き方を変えていました」 〈産褥3日目〉 ・「夜起きるのがつらいので，添い乳をしています．子どもがおっぱいを離すまでは寝ないように気をつけています」 〈産褥4日目〉 ・「おっぱいが少し増えてきたので，授乳の間に休める時間が増えました」	・Eさんは，分娩2時間後より授乳を開始し，その後も母子同室で頻回授乳を行っている．さらに，母乳育児の経験があり，現在，乳房・乳頭トラブルもないため，適切なポジショニング，ラッチ・オンが行えていると判断できる．第1子と出生体重もほぼ同じであるため，今後も経験をもとに適切なポジショニング，ラッチ・オンが行えると判断できる．これらは母乳分泌を促す要因となる ・個室で24時間母子同室であるため，プライバシーは保たれ，落ち着いて授乳に取り組むことができる環境である	●頻回授乳は，乳汁分泌を促進する要因となる ●適切なポジショニング，ラッチ・オンが行える ●母乳育児を促進する授乳環境である

アセスメント項目と E さんの情報	E さんのアセスメント	アセスメントの結論

3）乳汁分泌や授乳に影響する因子はどうか

> **ワンポイント・ウェルネス❶**
>
> 経産婦の場合，今までの母乳育児の経験が今回の取り組みに大きく影響を及ぼす．成功体験を経験していれば，母乳育児の確立に向け前向きに取り組むことができる．今までの経験の強みを生かして支援することが重要となる．

アセスメント項目と E さんの情報	E さんのアセスメント	アセスメントの結論
・第 1 子は 1 歳半まで母乳育児を行った ・分娩後の全身の回復状態は良好 ・分娩 2 時間後より母子同室，頻回授乳実施 〈産褥 1 日目〉 ・「おっぱいを飲んでいるときの子どもの顔を見ると心が落ち着きます．この子も母乳で育てたいです」 〈産褥 3 日目〉 ・「夜起きるのがつらいので，添い乳をしています．子どもがおっぱいを離すまでは寝ないように気をつけています」 〈産褥 4 日目〉 ・「おっぱいが少し増えてきたので，授乳の間に休める時間が増えました」 ・「おっぱいが増えてくると，楽になりますね」	・第 1 子は 1 歳半になるまで母乳育児を行い，今回も母乳育児を希望している．分娩後より現在まで頻回授乳を行い，夜間授乳がつらいときも添い乳で授乳を継続していることから，母乳育児への意欲は低下していないと判断できる．また，第 1 子の母乳育児の経験を通して，母乳育児の意義を実感しており，今回の母乳育児への意欲を増す要因となると考えられる ・E さんには既往歴や感染症もない．妊娠・分娩経過は順調であり，分娩後のバイタルサインは正常である．分娩後の過度の疲労や貧血などもなく，全身状態は順調に回復しており，授乳可能な健康状態である	● 母乳育児への意欲は継続しており，授乳可能な全身の回復状態である ● 第 1 子の経験が母乳育児の継続に良い影響を与える
〈児の健康状態〉 ・在胎週数 38 週 0 日 ・出生体重 3,080g ・仮死なし，奇形なし ・バイタルサイン正常範囲内，原始反射正常 ・分娩 2 時間後から母子同室，直接授乳開始，吸啜反射良好 〈産褥 1 日目の児〉 ・授乳回数 14 回 / 日，母乳のみ ・哺乳意欲あり 〈産褥 2 ～ 4 日目の児〉 ・哺乳行動活発．活気あり	・児は正期産児であり，分娩後からの直接授乳も吸啜反射良好であり，哺乳機能は成熟していると判断できる．児の在胎週数と出生体重より相当体重児であり，仮死や奇形はなく，授乳が可能な健康状態であると判断できる ・産褥 4 日目まで児の健康状態は良好に経過しており，頻回授乳を継続することが可能である．また，哺乳意欲があり，今後も児の吸啜による乳頭刺激が得られ，プロラクチンとオキシトシンの分泌が維持され，乳汁の産生と分泌が促されることが期待される	● 児は授乳を継続することが可能であり，今後乳汁の分泌量の増加を促進する要因となる

アセスメント項目とEさんの情報	Eさんのアセスメント	アセスメントの結論

4) 進行性変化を促すためのセルフケア行動はとれているか

・第1子は1歳半まで母乳育児を行い，乳房や乳頭のトラブルはなかった ・第1子出生体重2,960g ・「第1子の入院中から母乳だけでした．周りからも母乳がいいよって言われていたので」 ・「第1子の入院中は子どもが泣いてばかりでつらいときもありましたが，今はほとんど病気もしないので，母乳で育ててよかったと思っています」 ・分娩2時間後より母子同室，頻回授乳開始	・第1子の母乳育児の経験を通して，母乳育児のよさを実感しており，分娩後，頻回授乳を継続していることから，母乳育児の意義を理解していると判断できる	● 母乳育児の意義を理解している
〈産褥1日目〉 ・児の抱き方は慣れている．授乳姿勢は横抱きが多い ・「同じ抱き方をしているとおっぱいが残ってしまうので，上の子のときはときどき抱き方を変えていました」 〈産褥3日目〉 ・「夜起きるのがつらいので，添い乳をしています．子どもがおっぱいを離すまでは寝ないように気をつけています」 〈産褥4日目〉 ・「おっぱいが少し増えてきたので，授乳の間に休める時間が増えました」	・授乳時の児の抱き方は現在横抱きが多いが，第1子の経験から，乳汁分泌が増加してからは乳房の状態に合わせて抱き方を変えることで乳房トラブルの予防につながることを理解している．夜間授乳がつらいときも添い乳で授乳を行うなど，児の生活リズムに合わせる工夫ができている．また，その留意点も考慮して行えている	● 進行性変化に関する適切な判断と対処行動がとれている

3. 心理・適応過程

1) 産後の心理的変化はどうか

〈分娩直後〉 ・夫と娘，実父母が面会に来た ・「上の子のときは時間がかかったんですけど，今回は思っていたよりも早くてよかったです」 ・「助産師さんがずっとついていてくれたので，安心して産めました」 ・「上の子が生まれたときにも，家族が病院に駆けつけてくれました」 ・「お姉ちゃんは弟を欲しがっていたので，喜んでいます．私たちは，元気に生まれてくれれば，どっちでもよかった．元気でほっとしました」	・産褥期は，環境の変化，育児に伴う疲労や不安，母体の生理機能の激変が同時に起こるため，精神障害が起こりやすい時期である ・分娩直後の発言から，今回の分娩を肯定的に捉えていると考えられる	

アセスメント項目と E さんの情報	E さんのアセスメント	アセスメントの結論
〈産褥 1 日目〉 ・顔色良好，疲労感なし ・笑顔で児の世話をしている． ・「おっぱいを飲んでいるときの子どもの顔を見ると心が落ち着きます．この子も母乳で育てたいです」 〈産褥 2 ～ 4 日〉 ・笑顔で児の世話をしている 〈産褥 3 日目〉 ・疲労感軽度，日中は児の世話以外ほとんどベッドで横になっている． ・「夜起きるのがつらいので，昨晩から添い乳をしています」 〈産褥 4 日目〉 ・疲労感軽減	・E さんは児の世話を笑顔で行い，発言から児の受容は良好であると判断できる．身体的苦痛の訴えもなく経過し，産褥 3 日目に軽度疲労感がみられたが，身体的負担を軽減する行動がとれ，授乳間隔の延長に伴い次の日には疲労感は軽減している．E さんの分娩後の心理状態は安定していると判断できる	● 心理状態は安定している

2）母親への適応過程はどうか

> **ワンポイント・ウェルネス❷**
>
> 経産婦は，上の子どもの母親役割を担いながら出生児の母親役割を獲得していくことになる．1 人の子どもの母親役割の経験はあるが，複数の子どもの母親役割は未知の体験となる．きょうだい関係の再構築や上の子どもへの対応の理解を確認しつつ，経産婦の育児に対する考えを尊重し支援していくことが重要となる．

・年齢 38 歳 ・経産婦（2 妊 2 産），前回分娩 3 年前 〈妊娠中〉 ・「お義母さんはお義父さんの介護があって大変なんです．少しでも手伝ってあげられたらと思っていたので，妊娠がわかって最初は戸惑いましたが，夫や上の子がとても喜んでくれたので，前向きになれました」 ・「赤ちゃんが動くと，どんな子かなととても楽しみです」 ・妊婦健康診査を定期的に受診した ・母親学級は第 1 子のときに受講 ・「育児用品は出産前にだいたい揃えました」	・妊娠が判明したときは，家族の状況によってなかなか受容できなかった．しかし，家族の反応から妊娠を受容し，児の誕生を楽しみに妊娠期を過ごすことができていた．妊婦健診も定期的に受診し，育児用品も妊娠中に揃えていたことから，妊娠期から児の受容は始まっていたと判断できる	● 児の受容過程は順調である

アセスメント項目とEさんの情報	Eさんのアセスメント	アセスメントの結論
〈分娩直後〉 ・「元気に生まれてくれれば，（性別は）どっちでもよかった．元気でほっとしました」 ・「かわいいですね．こんなに小さかったんだぁ」 ・早期母子接触を希望し，実施した ・笑顔で児の世話を行っている ・分娩2時間後より母子同室，頻回授乳開始 ・「上の子のときは疲れていて，すぐには一緒にいられなかったけど，今回は大丈夫みたい．よかったです」 ・産褥4日目まで24時間母子同室，頻回授乳継続	・Eさんは，分娩直後に早期母子接触を実施し，母子同室や頻回授乳を現在まで継続している．さらに，笑顔で児の世話をしていることから，児の受容過程は順調であり，母子愛着形成は促進されていくといえる ・育児の経験があり，新生児の生理や生活に関する知識の理解，育児技術はある程度習得している．性別の違いがあるため戸惑うこともあるが，児の扱いには慣れており，Eさんの世話に対して児も満足した反応を示していることから，児の特徴やニーズに合わせた育児技術の習得が順調に進むと判断できる	●母子愛着は促進されていく ●育児に関する知識・技術はある程度習得している ●児の特徴やニーズに合わせた育児技術の習得は順調に進む
〈産褥1日目〉 ・「おっぱいを飲んでいるときの子どもの顔を見ると心が落ち着きます」 ・「上の子は女の子だったので，この子のおむつ交換のときにちょっと戸惑いました」 ・「上の子のお風呂は夫が入れてくれました」 〈産褥2〜4日〉 ・笑顔で児の世話をしている ・「育児用品は出産前にだいたい揃えました」 ・「男の子だけど，お姉ちゃんのもので代用できるものは使おうと思っています」 ・児はEさんの声かけや世話で泣きやむ	・Eさんは，今回第2子の出産であり，2人の子どもの母親役割への移行に適応する必要がある．Eさんは，第1子，第2子ともに母子関係は良好であるが，退院後は第1子の反応に合わせて2人の子どもの母親役割を獲得していく必要がある．また，退院後の家族からの支援は調整中であるため，退院後の母親役割遂行が阻害される可能性がある	●2人の子どもの母親役割獲得への移行時期である ●退院後の母親役割遂行が阻害される可能性がある
・会社員（事務職）．通勤時間は車で30分程度．育児休業を半年間取得し復職予定 ・第1子は近くの保育所に預けている．第2子も預ける希望があるが，今のところ空きがなく，別の保育所を探している ・今回里帰りはしない	・Eさんは仕事をもっており，産後の復職時期を決めている．復帰後の育児の担い手についても考えていることから，育児と仕事の両立を図るための準備を始めているといえる	●育児と仕事の両立を図るための準備を始めている

アセスメント項目とEさんの情報	Eさんのアセスメント	アセスメントの結論
3）産後の心理・適応過程に影響する因子はどうか		

アセスメント項目とEさんの情報	Eさんのアセスメント	アセスメントの結論
・年齢 38 歳 ・経産婦（2 妊 2 産），前回分娩 3 年前 〈妊娠中〉 ・「お義母さんはお義父さんの介護があって大変なんです．少しでも手伝ってあげられたらと思っていたので，妊娠がわかって最初は戸惑いました．だけど，夫や上の子がとても喜んでくれたので，前向きになれました」 ・「赤ちゃんが動くと，どんな子かなととても楽しみです」 ・妊婦健康診査を定期的に受診した 〈児の健康状態〉 ・在胎週数 38 週 0 日 ・出生体重 3,080g ・仮死なし，奇形なし ・バイタルサイン正常範囲内，原始反射正常 〈分娩後〉 ・早期母子接触を希望し，実施した ・分娩 2 時間後より母子同室，頻回授乳開始 ・産褥 4 日目まで 24 時間母子同室，頻回授乳継続 〈産褥 1 日目〜 4 日目〉 ・笑顔で児の世話をしている ・児はEさんの声かけや世話で泣きやむ	・Eさんに既往歴はなく，妊娠・分娩経過に異常はなかった．第 1 子の育児経験から自分なりの育児観をもっていると考えられる ・今回は，予期せぬ妊娠であったが，夫や娘の反応から妊娠を受容し，妊娠期から児の受容は始まっていた．また，分娩直後に早期母子接触を実施し，分娩体験を肯定的に受けとめている．分娩後の身体の回復状態は順調であり，母子同室や頻回授乳を現在まで継続し，さらに，笑顔で児の世話をしている ・児は正期産児で，相当体重児であり，仮死や奇形はなく，その後の経過も順調に経過している．Eさんの声かけや世話で泣きやみ，肯定的な反応を示している ・義父の介護のため，義母の育児サポートを期待できない状況である．夫は帰宅が遅く，家事の担い手としての責任を感じており，里帰りも行わない予定である．退院後は，サポート不足が考えられるうえ，家庭環境や家事の担い手不足から過度な活動を強いられることも考えられるため，育児に専念することが難しい状況になる可能性がある	● 健康状態や妊娠・分娩経過は，母親役割獲得を促進している ● 児は健康であり，Eさんの育児行動を引き出す反応を示している ● 退院後は，育児以外の役割を担う可能性がある
・会社員（事務職），フルタイムで働いている．通勤時間は車で 30 分程度 ・育児休業を半年間取得し復職予定 ・夫は帰りが遅いため，里帰りはせず，家事などできることは自分が行い，義母を少しでも助けたいと思っている ・義妹 35 歳．休日には義父の介護の手伝いにくる ・第 1 子は近くの保育所に預けている．第 2 子も預ける希望があるが空きがなく，別の保育所を探している ・実父母は同市内に住んでいる．車で 30 分程度	・現在は，マタニティ・ブルーズの症状もなく，母親役割を順調に遂行している．しかし，退院後の生活が身体の回復や母親役割獲得に影響する可能性もあり，実父母や義妹が可能なサポート内容の検討や，民間サービスの利用も視野に入れた話し合いをもち，必要時に活用できる育児支援体制を整える必要がある	

アセスメント項目とEさんの情報	Eさんのアセスメント	アセスメントの結論
4. 家族・適応過程		
1）父親への適応過程はどうか		
・夫は年齢40歳，既往歴なく，健康である．仕事は営業職をしており，帰宅は午後8時頃，土日出勤もときどきある ・第2子の妊娠を喜び，妻の戸惑いを励まし支えた ・平日の帰宅時刻は遅いが，休みの日はできるだけ育児を行いたいと思っている ・第1子の時もできるかぎり沐浴やおむつ替えを行った．今回も可能なかぎり育児を行いたいと考えている ・朝のごみ出しや休みの家事なども率先して行っている ・第2子の分娩時は娘と一緒に駆けつけ，出生後すぐに面会した．妻のそばに行き，感謝の言葉を伝えていた ・母子早期接触の後，児を抱っこしたり写真を撮ったりしていた．「無事に生まれてよかったです．子どもはやっぱりかわいいですね．男の子なので，俺に似てるかなぁ？」 ・第2子分娩後，入院期間は休みを取り，第1子の世話をしていた	・夫は，身体的にも精神的にも安定しており，健康状態に不安はない．妊娠に戸惑う妻を支え，妊娠に対して喜びを表出していた．第1子の時から夫や父親の役割を積極的に果たしており，父親としての自覚は妊娠期から芽生えていたと考えられる．出産後もすぐに病院に駆けつけ，面会している．児が無事誕生したことを喜んでおり，父親が児に抱く没入感情もみられ始めている．児に対する受容過程は順調であるといえる ・第1子の時から父親役割を遂行しており，今回も妻が分娩で入院中，仕事を休み子どもの世話をしていた．第2子への直接的なかかわりだけでなく，家事や上の子の世話など自分にできることを考え実行している ・第1子の育児経験から，ある程度の知識，技術は獲得していると考えられる．積極的に育児を行う意思はあるため，第2子の育児でも，児の特徴やニーズに合わせた育児を行えると考えられる ・退院後，母子は自宅に帰宅する予定である．平日は帰宅時刻が遅いが，可能なかぎり育児を行いたいと考えているため，児との接触機会は増え，父子関係を順調に促進することができると考えられる	● 父親の児に対する受容過程は順調である ● 家族内の役割を考え実行している ● 児の特徴やニーズに合わせた育児技術の習得が順調に進む ● 退院後は児との接触機会が増え，父子関係は順調に進む
2）その他の家族の適応過程はどうか		
・義父母と夫，娘との5人家族，家族関係は良好である ・義父73歳，義母70歳．義父は昨年，脳梗塞のため入院し，現在自宅療養中．義母が中心に介護しているため，育児サポートをあまりできないことを気にかけている ・休日は義妹（35歳）が義父の介護の手伝いにくる ・義父の介護もあり，今回の妊娠に戸惑ったが，家族に後押しされ，前向きになれた．家族全員が生まれてくることを楽しみにしている	・Eさんは，義父母と夫，娘との5人家族であり，家族関係は良好である．家族全員が児の誕生をとても喜んでいる．義母の育児サポートは期待できない．しかし，義母は妊娠を喜んでおり，育児サポートをあまりできないことを気にかけていることから，物理的なサポートは得られにくいが，精神的サポートを得ることはできると考えられる	● 母子に対する家族の受容は良好で，それぞれの役割でサポートすることを考えている

アセスメント項目と E さんの情報	E さんのアセスメント	アセスメントの結論
・実父 71 歳，実母 67 歳．実父母は同市内に住んでいる．車で 30 分程度．健康で，ときどき第 1 子を預かり，喜んで世話をしてくれる ・育児休業を半年間取得し復職予定 ・夫は帰りが遅いため，里帰りはせず，家事などできることは自分が行い，義母を少しでも助けたいと思っている	・実家の両親は第 1 子の育児から支援しており，義妹によるサポートも含めて支援の可否や社会資源の活用など，必要なときに活用できる育児支援体制を一緒に考える必要がある	● 家族で役割調整の話し合いを行うことが可能である
・第 1 子は，新生児の出生時に父親と来院し，すぐに面会した．頭をなでながら「かわいい！」と言った ・第 1 子は父親または祖母と一緒に面会に来る．帰り際，母親と離れるのが寂しくぐずることもある．家では我慢しているのか，あまり泣かない	・E さんの第 1 子は，第 2 子誕生時やその後の入院中も家族と面会に来ており，母親と離れる際にはぐずることもあるが，家では姉としての自覚が芽生え，現時点で退行現象や問題行動はみられない．母親と第 2 子の退院後，第 1 子の発達段階に応じた対応ができるよう支援する必要がある	● 第 1 子に退行現象や問題行動はみられない

3）家族計画が立てられるか

・今回の妊娠は，予期せぬ妊娠である ・第 1 子は 3 歳	・分娩後は，新しい子どもを迎え，今後の家族の発達を考えるうえで重要な時期であるため，夫婦が家族計画を話し合う機会をもてることが望ましい ・第 1 子出産後，約 2 年間，妊娠を避けられていたことから，E さん夫婦なりの受胎調節方法をもっていると考えられる．しかし，今回予期せぬ妊娠となったため，第 1 子出生時の家族計画指導の受講の有無や受胎調節法の知識，今後の家族計画について確認する必要がある	● E さん夫婦なりの受胎調節方法をもっている

5．生活・社会環境

ワンポイント・ウェルネス❸

少子化・高齢化が進む社会において，高齢出産の女性は子育てと老親の介護のダブルケアの負担を負うリスクが高くなってきている．さらに，妊娠・出産を経た後も，仕事を継続することを希望する女性が増えており，多重役割を担う女性がますます増えている．入院中の母子の健康状態が良好に経過していても，女性の多様化した生活に目を向け，退院後の育児環境の調整への支援が重要となってくる．

1）出産後の生活の変化を理解しているか

・会社員（事務職），フルタイムで働いている．通勤時間は車で 30 分程度 ・育児休業を半年間取得し復職予定 ・義母は義父の介護をしているため，義母の育児サポートは期待できない	・第 1 子の経験から，産後の生活行動の拡大について理解していると考えられる．しかし，退院後はサポート不足が懸念される環境で育児を行ううえ，家事の担い手不足から過度な活動を強いられることも考えられる．	

アセスメント項目とEさんの情報	Eさんのアセスメント	アセスメントの結論
・「家に帰ったら，この子と上の子の世話で大忙しだと思います．おばあちゃんに頼ることはできないので……」 ・夫は帰りが遅いため，里帰りはせず，家事などできることは自分が行い，義母を少しでも助けたいと思っている ・実父母は同市内に住んでいる．車で30分程度 ・2階建ての一戸建てに義父母と同居している．周辺は住宅街で車の通りが多い ・小児科，スーパー，公園が近くにある	・Eさんの身体回復に合わせた生活を送ることができない可能性がある ・義父母と同居し，5人で住んでいるが，自宅は2階建てであり，Eさん母子が過ごせるスペースは確保されると考えられる．自宅周辺は住宅街であるが，一戸建てであるため，児の泣き声などを近所に気遣う心配は少ないと考えられる	●退院後は，過度な活動を行わなければならない可能性がある ●自宅とその周辺は育児環境として適している
2）社会資源・諸制度を活用できるか		
・会社員（事務職），フルタイムで働いている ・育児休業を半年間取得する予定．復職後は，しばらく育児時短勤務制度を利用することも考えている ・第1子は近くの保育所に預けている．第2子も預ける希望があるが，今のところ空きがなく，別の保育所を探している ・「子どもの送り迎えは自分でします．できれば同じ保育園に入れられるといいんだけど……」 ・「職場は育児をしている女性が多いので，理解はあるほうだと思います」 ・「日中，搾乳するための場所や時間も確保できます」 ・第1子が受診する小児科が近くにある	・第1子の経験から，出産後の必要な手続きについては理解しており，行政・保健サービスを受けることが可能である．近くに第1子が通う小児科があるため，医療サービスの不安はない ・産後の復職時期を決めており，復職後は子どもを保育所に預けることや，母乳育児の継続方法などを考えている．預ける保育所が未定で，子どもの送迎は家族のサポートを受けることができない状況であるが，職場の産後制度の利用も検討し，Eさん家族の状況に合った育児環境を検討している段階である	●行政サービスや職場の制度を利用するための諸手続きを理解している ●復職後の育児環境を検討している段階である

✓ E さんの看護診断リスト

　E さんの情報に基づくアセスメントとその結論から，看護診断に必要な因子（条件）を p.78 〜 81 の「アセスメント項目」ごとに整理し，各因子（条件）から導き出される看護診断をあげてみましょう.

アセスメント項目	看護診断リスト
退行性変化	#1　退行性変化を妨げるリスクを軽減するための行動ができている **条件**　・生殖器の復古は産褥日数に応じて順調である 　　　　・全身の回復は順調である 　　　　・非妊時の背景や妊娠・分娩経過に退行性変化を阻害する因子はない 　　　　・退行性変化を促すための排泄行動をとることができる
進行性変化	#2　過去の体験を生かした母乳育児を進めている **条件**　・乳房の変化は順調である 　　　　・過去の体験や今回の頻回授乳・授乳環境は進行性変化を良好に促すことができる 　　　　・母子は授乳を継続できる健康状態であり，進行性変化を促す要因となる 　　　　・進行性変化を促すための行動がとれている
心理・適応過程	#3　退院後，母親役割と他の役割との間で葛藤する可能性がある **条件**　・心理状態は安定している 　　　　・退院後の生活に合わせた育児行動の準備段階である 　　　　・退院後の生活が母親役割獲得に影響する可能性がある
家族・適応過程	#4　父子関係の形成は良好に進み，家族はそれぞれの役割を模索している段階である **条件**　・父子関係の形成は順調に進む 　　　　・退院後の家族による育児支援体制は調整中である 　　　　・E さん夫婦なりの受胎調節方法をもっている
生活・社会環境	#5　退院後の生活は，育児に専念できない可能性がある **条件**　・身体の回復状態に合わせた退院後の生活を送ることができない可能性がある 　　　　・退院後の育児サービス利用の検討はこれからである

📖 家族に課題がある褥婦の退院後の生活についての統合図

E さんの看護診断リスト「#5　退院後の生活は，育児に専念できない可能性がある」を例に考えてみましょう.

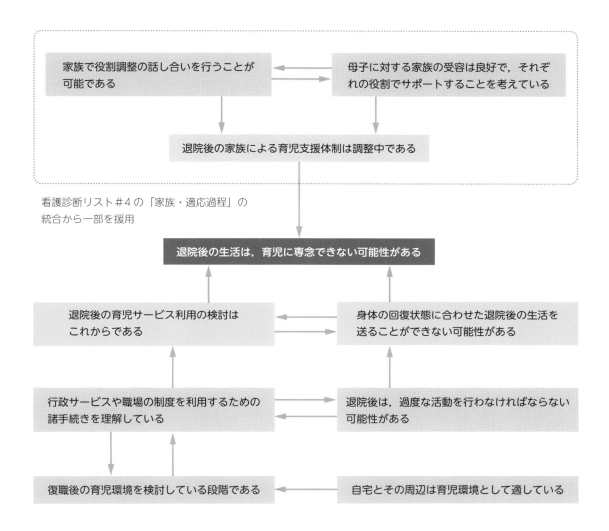

♡ E さんへの看護介入

看護診断

以下の条件により「#5　退院後の生活は，育児に専念できない可能性がある」
・退院後の家族による育児支援体制は調整中である
・身体の回復状態に合わせた退院後の生活を送ることができない可能性がある
・退院後の育児サービス利用の検討はこれからである

短期目標（退院までに期待される結果）

1. 産後の身体の回復に合わせた生活について説明できる
2. 退院後の日常生活や家族関係の変化について説明できる
3. 退院後の育児支援体制を家族と相談できたとの発言がみられる
4. 利用可能な育児サービスについて説明できる

具体的な方法	
OP （観察計画）	1）母子の健康状態 2）退院後の生活の拡大についての知識の有無 3）退院後の家族関係に関する考え 4）2），3）の家族の理解 5）家族の役割変化の調整が開始されているか 6）夫の家事・育児への参加内容 7）実父母，義妹の支援可能な内容 8）義父母との関係調整 9）利用可能な社会資源とその利用方法の知識 10）ピアサポートの有無 11）第 1 子の反応 12）第 1 子の発達段階に応じた対応の理解 13）住宅環境
TP/EP （ケア計画/教育計画）	1）身体の回復に合わせた産後の生活の拡大を確認する 2）2 人の子どもの育児をふまえた退院後の生活と家族関係の変化について確認する 3）行政あるいは民間サービスについて確認する 　　（産後支援事業，新生児訪問，食材配達サービスなど） 4）専門職による支援内容（電話相談，産褥外来，家庭訪問など） 5）3），4）の利用方法を確認する

5 帝王切開術を受けた褥婦の看護過程の展開

（産褥当日　術後6時間）

👩 Fさんの紹介

＜基礎情報＞

- Fさんは32歳，会社員（事務職）．30歳の時に結婚し，会社員の夫（33歳）と2人暮らし．
- 既往歴・家族歴なし．身長158cm，体重59.5kg（非妊時49.0kg，BMI19.6）．
- はじめての妊娠で，産後1年は育児休業を取得する予定である．
- Fさんの実家は現在の住まいから2駅のところにある．産後は当分実家で過ごし，夫も一緒に生活する予定である．
- 母親学級は全コース受講．両親学級も夫とともに参加した．

県外に居住　　　　　　　　同市内に居住（電車で2駅）

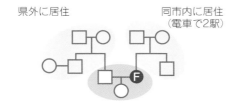

＜妊娠経過・手術経過＞

- 妊娠経過に問題はなかったが，妊娠34週より骨盤位のまま経過し，主治医より骨盤位のままで経過するようなら帝王切開となる可能性について説明を受ける．
- Fさんは自然分娩を望んでいたが，妊娠36週の妊婦健康診査時に主治医の説明を夫とともに聞き，無事に産まれる方法として帝王切開を受け入れ，母子ともに安全であることが大事だと気持ちを切り替えていた．
- 主治医から手術日，手術方法と時間，麻酔，術後の経過などの説明を受ける．36週時の術前検査では，Hb 11.0g/dL，Ht 36.5%，RBC 398 × 10^4/μL であった．
- 妊娠38週1日に入院．妊娠38週2日に持続硬膜外麻酔にて帝王切開術（子宮下部横切開術）を施行．
- 手術室入室から帰室までの時間は約1時間20分．
- 術中出血量760mL（羊水含む），創部出血（−），悪露少量，術中バイタルサイン安定，膀胱留置カテーテル挿入，術前尿量550mL，術中尿量260mL，背部に硬膜外カテーテル挿入，術中点滴（乳酸リンゲル液ラクテック® 1,450mL）．

🔍 Fさんのアセスメントから結論まで〔ケアのポイントはNOTE⑥（p.124）参照〕

アセスメント項目とFさんの情報	Fさんのアセスメント	アセスメントの結論

1．退行性変化

1）生殖器の復古は産褥日数に応じて順調か

	帰室直後	手術後30分	手術後1時間	手術後2時間	手術後4時間	手術後6時間
体温（℃）	36.5	36.8	37.0	37.0	37.0	36.8
脈拍（回/分）	80	82	72	70	76	78
血圧（mmHg）	102/58	108/68	118/76	118/74	110/60	106/66
子宮底の高さ（長さ）	臍下1横指（13cm）	臍下1横指（13cm）	臍下1横指（13cm）	臍高（14cm）	臍下1横指（13cm）	臍下2横指（12cm）
子宮の硬さ	良好	良好	良好	良好	良好	良好
出血・悪露	20mL	40mL	中等量	中等量	中等量	20mL
創痛の有無	なし	なし	なし	なし	あるも自制内	あり．増強感（−）
後陣痛	なし	なし	なし	なし	なし	なし

アセスメント項目と F さんの情報	F さんのアセスメント	アセスメントの結論

ワンポイント・ウェルネス❶

帝王切開術後の経過は，経腟分娩よりも遅れる傾向にあるが，その経過において順調に進んでいるかどうかの視点でアセスメントする．たとえば，健康レベルが下がらず維持できている点，あるいは良い方向に向かっている点に着目する．

アセスメント項目と F さんの情報	F さんのアセスメント	アセスメントの結論
・p.115 の表参照 ・手術後 6 時間：子宮底は臍下 2 横指，腹壁触診にて硬く，やや右傾向に位置している．後陣痛なし．血性悪露 20mL，悪臭，凝血なし ・帰室後輸液の乳酸リンゲル液（ラクテック®）に子宮収縮剤 1A を混注し点滴施行	・帝王切開術後は，手術や麻酔の影響により活動が制限され，悪露の停滞が起こりやすい．F さんの子宮底の高さ・硬度は良好である．また，悪露の性状・量・臭気にも異常はみられず，排泄は順調である．さらに，子宮収縮剤の点滴を行っているため，子宮復古の促進が期待できる	●子宮復古の状態は順調に経過している

2）術後の全身の回復状態は産褥日数に応じて順調か

ワンポイント・ウェルネス❷

帝王切開術を受けた褥婦の術直後のケアは，開腹手術施行患者と同様の視点が必要である．そのような状況のなかでも対象の回復力に目を向け，回復を早めるであろうと思われる "強み" となるところを大切にする．

アセスメント項目と F さんの情報	F さんのアセスメント	アセスメントの結論
・手術後 6 時間：体温 36.8℃，脈拍 78 回 / 分，血圧 106/66 mmHg ・術前の検査データ：Hb 11.0g/dL，Ht 36.5%，RBC 398 × 10⁴/μL ・術中出血量 760 mL（羊水含む） ・術中輸液：ラクテック® 1,450mL ・術後，ラクテック® に子宮収縮剤 1A を混注し点滴，現在は 2 本目のラクテック® 点滴中 ・膀胱留置カテーテル挿入中 ・術中尿量 260mL，尿混濁なし，肉眼的血尿なし，尿比重 1.02，挿入部の違和感・疼痛なし	・バイタルサインは正常値で安定しており，麻酔，鎮痛剤による呼吸の抑制や血圧低下の副作用は認められない ・術前の検査データも貧血はみられず，術中出血量は 760mL と，帝王切開の出血量 90 パーセンタイル値以下であった ・排泄される水分は，尿，出血，羊水プラス不感蒸泄とされる．術後は，尿量は 0.5 ～ 1.0mL/kg/h の確保を目標とするため，術中からの尿量（トータル 260mL）と術中からの点滴の in-out は良好であり，バランスは保たれている．尿比重，尿性状も良好である	●バイタルサインは正常範囲内で安定している ●出血量は正常範囲内である ● in-out のバランスは順調に保たれている ●排泄機能は順調に経過している
・意識は覚醒しており，受け答えははっきりしている．「足は少し動くようになりました．触られているのはわかります」両下肢の痛覚の反応は鈍く，自動運動はできない．悪露交換時は，介助しないと体位を保持できない	・意識ははっきりしており発言も明瞭である．使用した麻酔の影響により下肢の感覚は鈍いが，麻酔の副作用の出現もなく麻酔覚醒は順調である	●麻酔の副作用の影響もなく，覚醒は順調に進んでいる
・「傷が痛いのか子宮が収縮しているのかわからないです．痛み止めを使うほどではないです」身体全体をやや側臥位にし，授乳時は介助により動くことができている	・痛みを感じてはいるが，自制内であることから，硬膜外カテーテルによる鎮痛効果があるものと考える	●疼痛のコントロールが図られている

アセスメント項目とFさんの情報	Fさんのアセスメント	アセスメントの結論
・呼吸困難，嘔気・嘔吐，創部の発赤，腫脹，出血，滲出液なし ・四肢冷感軽度あり ・間欠的空気圧迫法を手術室より使用中．下肢の浮腫，痛み，しびれ感なし	・呼吸状態は落ち着いており，創部の離開，感染徴候はみられない ・術後合併症として，深部静脈血栓症，弛緩出血，創部縫合不全などによる出血，肺塞栓，血栓，羊水塞栓症，イレウスなどが生じた場合には，呼吸・循環障害，疼痛が生じ不適応状態となる可能性があるが，Fさんにその徴候はみられない	● 創部縫合不全の徴候はない ● 帝王切開術に関連した創部，子宮内，尿路からの感染の徴候はない ● 深部静脈血栓症の徴候はない

3）退行性変化に影響する因子はどうか

・年齢32歳，全身疾患なし，既往妊娠分娩歴はなし． ・身長158cm，体重59.5kg（非妊時49.0kg，BMI19.6） ・妊娠34週より骨盤位 ・術前血液検査データ：Hb11.0g/dL，Ht 36.5%，RBC 398×$10^4/\mu$L ・帝王切開術の施行 ・胎盤や卵膜の欠損なし ・出血量760mL（羊水含む）	・既往歴はなく，今回がはじめての妊娠・分娩であった ・術前検査で貧血はみられなかった．分娩経過は帝王切開であったが，手術は順調に終了し，出血量も760mLと，帝王切開の出血量90パーセンタイル値以下であった ・帝王切開術を施行したことによる影響がある（前述）	● 妊娠期の経過は，骨盤位であったこと以外は順調だった ● 分娩の経過から胎盤や卵膜の遺残はなく，出血量も正常範囲内であった ● 帝王切開術による影響があるが，その他の経過は順調である

4）退行性変化を促すためのセルフケア行動はとれているか

・「創が痛いけど授乳のときは頑張って横向きになります．足の感覚も戻ってきたし……」 ・ベッド上，介助にて側臥位になることはできる ・両下肢は介助することで屈曲保持できる．左前腕に点滴施行中だが，上肢は自由に動かすことができている ・排ガスなし，腸蠕動音良好	・ベッド上のみの活動範囲だが，授乳時は，体位変換を意欲的に行っている．ベッド上で側臥位になるなど動くことへの意欲があり，麻酔からの覚醒が進むことにより，活動範囲は順調に拡大すると考える．腸蠕動も良好で術直後としては順調である	● 動静拡大の必要性を理解し，促進するための行動への意欲がうかがえる

2．進行性変化

> **ワンポイント・ウェルネス❸**
>
> 母乳育児を促進するためにも早期母子接触や早期に直接授乳を行う工夫が必要である．これによって，母親の疼痛の緩和，母乳の産生促進，母子相互作用の促進などの効果を期待できる．母子ともに同室が可能な健康状態かどうかをアセスメントし，支援の必要な範囲を見極める必要がある．

1）乳房の状態はどうか

・乳房形態Ⅱa型 ・乳頭の大きさは普通で，やわらかい ・乳輪の大きさは普通	・授乳に適した乳房形態．乳頭，乳輪も授乳に適している	● 乳房の形態は授乳に適した形態である

アセスメント項目とＦさんの情報	Ｆさんのアセスメント	アセスメントの結論
・妊娠 37 週より，軽く圧迫すると左右の乳管口から初乳分泌が 2 〜 3 本認められていた．術直後も同じ分泌状態．乳房緊満はみられない	・帝王切開後は，児の吸啜，経口栄養摂取や動静拡大が遅れることから，経腟分娩に比べて乳汁分泌が遅れやすい．しかし，Ｆさんは，手術当日より直接授乳が始まり，乳管口から初乳分泌があったことから，今後，母乳栄養の確立が期待できる	● 乳汁分泌状態は産褥日数に応じた変化である

2）授乳状況はどうか

アセスメント項目とＦさんの情報	Ｆさんのアセスメント	アセスメントの結論
・側臥位でクッションなどを使用しながら添い乳授乳をしている． ・授乳時，児は覚醒しており，乳房の近くに児を連れていくと吸啜する ・「手術後こんなに早く授乳できるとは思わなかった……　よかった．吸われている感じがなんとなくする．十分な量になっているのかな」と，添い乳をしながら児を見ている	・帝王切開後の初回授乳は，母子の状態が落ち着いていることを確認し，なるべく早期に行うことが望ましい．直接授乳は，児への愛着形成を促すこと，母乳分泌を促進すること，また，児にとっても母親に抱かれる安心感を得ることができるという利点がある．授乳が難しいときは，母子が触れ合う時間を設けることで愛着形成促進の一助となる	● 授乳に対する前向きな姿勢がうかがえる
	・Ｆさんは，術後に状態が落ち着いていたため直接授乳を行い，乳房への刺激は十分ではないかもしれないが，児に乳房を含ませたということは，Ｆさんにとって母親となったことを実感する大きな意味があると考える．このことから，今後の母乳栄養確立が期待できる	● 母乳育児の確立に向けた行動が始まっている
・授乳時は看護者が付き添い，母親のベッドにはベッド柵とベッド柵にかけるカバーがしてある	・授乳するにあたり看護者が付き添い，ベッド柵もしてあり，部屋の環境は整っている	● 安全面の配慮もされており，授乳する環境が整っている

3）乳汁分泌や授乳に影響する因子はどうか

アセスメント項目とＦさんの情報	Ｆさんのアセスメント	アセスメントの結論
・母乳栄養を希望 ・「母親学級で，経腟分娩も帝王切開も産んだ日から授乳ができると聞いて，安心しました」 ・妊娠中から乳頭のマッサージを自主的に行っていた ・1 年間の育児休業を予定しており，その間はなるべく授乳を継続したいと考えている ・既往歴，アレルギー歴なし ・術中の出血量 760mL（羊水含む） ・初回授乳時（術後 2 時間観察終了後），児は最初のうち強く吸啜するも眠ってしまった ・看護者の介助にてラッチ・オンができる	・妊娠中より母乳育児への意識が高く，母親学級に参加し，母乳栄養の知識もある．乳頭マッサージをするなど母乳栄養への意欲も高く，妊娠中から準備している様子がうかがえる．母親の身体的状態は良好であり，適切な乳房ケアの行動がとれると考えられる	● 母乳育児を継続していく意思がある

アセスメント項目とFさんの情報	Fさんのアセスメント	アセスメントの結論
・児は自分の手を吸啜するなど哺乳意欲がうかがえる		● 活気があり哺乳のタイミングとして適している

4）進行性変化を促すためのセルフケア行動はとれているか

・「母親学級で，経腟分娩も帝王切開も産んだ日から授乳ができると聞いて，安心しました」 ・妊娠中から乳頭のマッサージを自主的に行っていた	・妊娠中より母乳育児への意識が高く，母親学級に参加し，妊娠中から準備している様子がうかがえる．母親の身体的状態は良好であり，適切な乳房セルフケア行動がとれると考えられる	● 母乳育児への意識が高いことからセルフケア行動がとれることが期待できる

3．心理・適応過程

ワンポイント・ウェルネス❹

帝王切開術により分娩した母親は，「下から産めなかった」ことに引け目や自責感をもちやすく，分娩に対する否定的感情を抱きやすいといわれている．どのような経過であろうとも，分娩に対して納得し，自分の体験とできるように一緒に振り返りながら共有し，分娩の経験を今後の育児などに前向きに取り入れていけるようかかわるとともに，母親のわずかな言動の変化も見逃さない．

1）産後の心理的変化はどうか

・「無事に手術を終えて元気な赤ちゃんを胸に抱くことができてよかった．夫も喜んでくれています」 ・「傷の痛みはあるけど，赤ちゃんを見ていると紛れます．夫も赤ちゃんを見て喜んでくれて，写真をいっぱい撮っています」	・分娩が終了したことに安堵するとともに，児を胸に抱くことができ，児に愛着も感じている．手術前に帝王切開について十分な説明があり，理解も得られた計画的な手術であることから，帝王切開による喪失感が生じる可能性や，育児への期待に関する気持ちが希薄になる可能性はないと考える ・児が元気に生まれたことから，母親としての喜びを感じ，現在の状態を受容している ・自制内の痛みがある	● 現在の状況を理解しており，帝王切開による分娩を受け入れている ● 母親として児に対する受容過程は順調である

2）母親への適応過程はどうか

・「明日から赤ちゃんと一緒の部屋になるんですよね，おむつ交換とかできるかな．頑張らないと」 ・「退院までに，沐浴や授乳の方法など1人でできるようになるか不安」と児を見ながら話す	・母親として育児への期待と不安を抱いている．はじめての育児を控えての感情としては当然であり，育児に対する前向きな意欲がみられる	● 育児への前向きな意欲がうかがえ，不安の表出もできている

3）産後の心理・適応過程に影響する因子はどうか

・はじめての妊娠，望んだ妊娠である．帝王切開が決定した際は少し動揺したが，安全な分娩方法であり，児に会えるという期待もあった ・術後の身体的負担あり	・帝王切開，術後経過について理解しており，現在は適応状態にある	● 帝王切開後の身体的負担はあるが，母親への適応過程は良好である

アセスメント項目と F さんの情報	F さんのアセスメント	アセスメントの結論
・「手術室で赤ちゃんの泣き声を聞いて，胸に抱くことができて，自分で産んだという実感がわいて嬉しさがこみ上げてきた」 ・産後は 1 年間の育児休業を取得予定	・早期母子接触は，母子の愛着形成に有効であるとされている．手術室で児と早期接触できたことは，今後の母子愛着形成の促進や，出産体験の満足感につながる ・児への愛着や育児への前向きな気持ちがうかがえる．帝王切開は立派な分娩であることを認め，母性意識を促進していく	●帝王切開で分娩したことを肯定的に受け止めている
・近くに住む友人も何人か子育て中で，妊娠中から情報交換していた．産後も育児の悩みなどを相談し合う予定	・育児の相談相手が家族以外にもいることから，育児を行っていくうえでの環境の調整と準備を行っている	●育児に必要な知識や技術を獲得できる環境である

4. 家族・適応過程

1）父親への適応過程はどうか

・夫は妊娠がわかりとても喜び，妊娠後期には名前を考えていた．F さんのお腹が大きくなっていく様子からサポートの必要性を感じ，積極的な行動がみられた ・普段から買い物は夫婦で一緒に行っていたが，妊娠がわかってから，夫は家事により積極的になった ・手術当日は休暇を取り，付き添った．分娩後，看護者に「元気ですか？」と心配そうに児の様子を聞いている ・「休みや家にいるときはできるだけ子どもと接して世話をしたい」と話す ・手術後，妻との面会時に「頑張ったね，元気でよかった」と言っている	・待望の子どもである．夫はできる範囲で家事などを行い，妻の負担になりそうな行動をサポートしている．子どもの名前を考えていたことや，面会に来る様子から，父親として子どもへの愛着も形成されつつある	●妊娠中から父親としての意識が芽生えている ●児に対する父親としての受容過程は順調である ●父親として児への愛着も形成されつつある

2）その他の家族の適応過程はどうか

・夫婦 2 人暮らしである ・双方の家族関係は良好である．産後，実母に手伝ってもらう予定ではなかったが，帝王切開になり，夫とともに（1 か月間）実家で生活する予定である ・現在の住まいは実家から 2 駅のところにある．実母は孫が自宅に来ることを楽しみにしており，「賑やかになり，うれしい」と言っている	・夫や双方の家族の関係は良好で，問題なくサポートを十分に受けられると考えられる ・実家の両親は，孫と接することを楽しみにしている．実家（実母）のサポートを受けながら，産後の回復に伴い，F さんの育児に対するセルフケア能力も適応状態になっていくものと考える． ・子どもを家族の一員として認めている	●夫への信頼と家族関係は良好である ●児に対する家族の受容ができている ●家族のサポート体制は整っている

アセスメント項目とFさんの情報	Fさんのアセスメント	アセスメントの結論
3）家族計画が立てられるか		
・次の子どもの家族計画に関する情報はとくにない	・第1子の分娩が帝王切開となり，具体的な次子の予定はないが，退院までに夫婦の希望を確認しておく	● 妊娠中から夫婦で協力してきたことから，対処行動が期待できる
5．生活・社会環境		

正常褥婦の「生活・社会環境」（p.94）を参照

✓ F さんの看護診断リスト

　F さんの情報に基づくアセスメントとその結論から，看護診断に必要な因子（条件）を p.78 〜 81 の「アセスメント項目」ごとに整理し，各因子（条件）から導き出される看護診断をあげてみましょう．

アセスメント項目	看護診断リスト
退行性変化	#1　生殖器の復古は順調である 　条件　・子宮復古状態は順調に経過している 　　　　・子宮復古を促進するための行動に対する意欲がうかがえる
	#2　術後，全身の回復状態は順調である 　条件　・麻酔からの覚醒は順調に進んでいる 　　　　・術後合併症はみられない 　　　　・体液と電解質のバランスが適応状態にある 　　　　・順調に動静拡大ができている
進行性変化	#3　母乳育児に向けた知識，技術の獲得が始まっている 　条件　・乳房は授乳に適した形態である 　　　　・母乳育児に対する意欲がうかがえる 　　　　・乳汁分泌状態は産褥に応じて経過している 　　　　・児の活気があり直接授乳を開始している 　　　　・必要な知識と技術を獲得しようとしている
心理・適応過程	#4　母親としての適応過程は順調である 　条件　・帝王切開による分娩を肯定的に受け入れており，受容過程は良好である 　　　　・育児への前向きな意欲がうかがえ，不安の表出もできている 　　　　・育児に必要な知識や技術を獲得できる環境である
家族・適応過程	#5　父親や家族の適応過程は順調である 　条件　・児に対する父親としての受容が進んでいる 　　　　・児に対する家族としての受容が進んでいる 　　　　・家族のサポート体制は整っている

🔖 帝王切開術後の全身の回復状態についての統合図

F さんの看護診断リスト「#2　術後，全身の回復状態は順調である」を例に考えてみましょう.

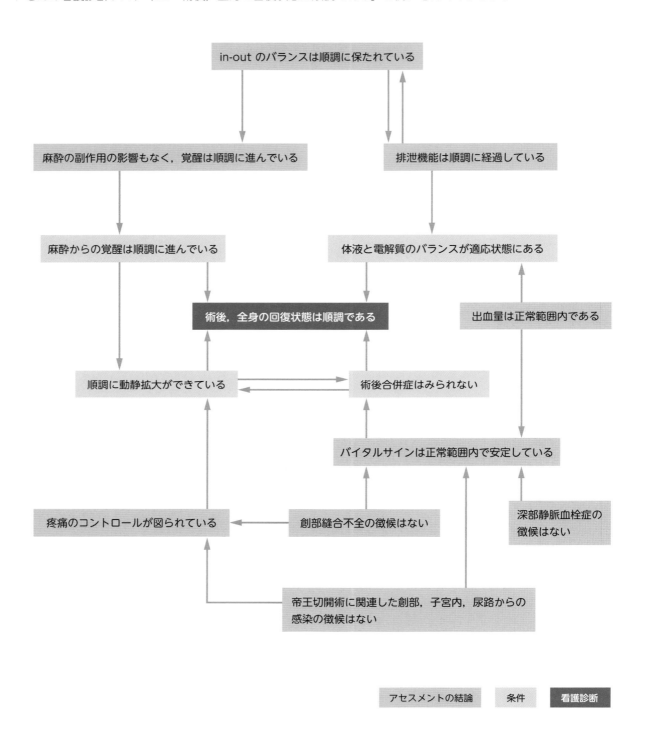

♡ F さんへの看護介入

看護診断

以下の条件により「#2　術後，全身の回復状態は順調である」
・麻酔からの覚醒は順調に進んでいる
・術後合併症はみられない
・体液と電解質のバランスが適応状態にある
・順調に動静拡大ができている

短期目標（退院までに期待される結果）

1. バイタルサインは正常範囲内で経過する
2. 早期離床ができる
3. 体位変換がスムーズにでき，悪露の排泄が順調に進む
4. 創部の感染が起こらない
5. 深部静脈血栓症・肺塞栓症が予防できる
6. 麻酔の影響を最小限にできる

具体的な方法

OP （観察計画）	1）バイタルサイン（体温，呼吸，脈拍，血圧） 2）麻酔覚醒状態 3）呼吸状態 4）創部の状態の観察（出血・離開・滲出液の有無・程度） 5）子宮復古状態の観察（子宮底の高さ，子宮の硬さ，悪露の性状・におい，後陣痛の有無・程度） 6）疼痛の有無・程度 7）水分出納・輸液量と尿量や悪露などの排液のバランス（in-out）の観察 8）硬膜外カテーテルの刺入部位の観察 9）腸蠕動音，排ガスの有無 10）言動や表情 11）体位変換や活動状況 12）血液検査データの確認
TP （ケア計画）	1）経時的バイタルサイン測定 　・帰室時，帰室後30分後，1時間後，1.5時間後，2時間後，以後状況に応じて測定 2）安楽な体位の保持，体位変換 　①麻酔覚醒後，四肢の運動や体位変換を行う 　②全身状態を観察しながら適切なADLの拡大を図る 3）疼痛の管理 　①術後の疼痛はおもに創痛と後陣痛である 　②疼痛の程度を評価し，適時鎮痛薬の投与とその効果の確認を行う 4）間欠的空気圧迫法の使用 　①血栓予防のために間欠的空気圧迫法を使用する 5）輸液管理 　①末梢循環の改善と血栓症の予防がポイントとなる 　②輸液量と尿量や悪露などの排液のバランス（in-out）を確認し，医師と協働して解決していく 　③点滴の刺入部の発赤や腫脹の観察

TP （ケア計画） （つづき）	6）膀胱留置カテーテルの管理 　①尿量は術後の循環動態の指標となるため，バイタルサイン測定時に測定する 　②違和感がないか確認する
EP （教育計画）	1）早期離床の必要性について説明する 2）疼痛があるとき，気分不快時，生殖器からの流血など何か気になることがあったらナースコールにて 　知らせるように伝える

▶ **NOTE ⑥**　　**帝王切開術を受けた褥婦へのケアのポイント**

　帝王切開は，ハイリスク妊婦の増加や社会的理由により増加傾向にある．外科的処置が伴うため，経腟分娩とは異なる経過を辿る．とりわけ術当日から数日間は，全身管理による術後の合併症予防，疼痛管理，創傷治癒，さらに早期離床などによる深部静脈血栓症（DVT）の予防が重要である．また，帝王切開のなかでもとくに緊急帝王切開で分娩した母親は，経腟分娩であった女性に比べて分娩に対する満足度が低いといわれており[1]，メンタルケアも重要なポイントである．

　看護職は分娩体験が最良のものとなるように，褥婦や家族の希望を確認し，早期母子接触や授乳についての情報提供を行い，主体的に取り組めるようにかかわる必要がある．さらに，帝王切開術後は分娩体験の想起を行い，分娩体験の満足度を高め，育児に取り組めるように支援していく必要がある．

　帝王切開後の褥婦は身体的にも心理的にも複雑な状態を呈することが多く，病態生理学的な視点を反映した問題志向型の看護過程の展開になりがちである．しかし，アウトカム（期待される成果）は自然治癒の促進であり，もとの健康状態への回復である．つまり，ケアにおいて重要なことは褥婦自身のもつ治癒能力を高め，ケアによって阻害因子を排除し，健康レベルを向上させ，異常を予防することである．

　一般的に，褥婦は身体的に問題があっても，わが子の誕生に対して，希望やストレス因子への対処力を有し，家族の強いサポートが得られるなど，心理的および社会的側面において高いウェルネスのレベルを示す特徴がある．このような褥婦のもつポジティブな特性から，ウェルネス看護診断に着目することができる．さらに，手術となった母子を気遣う家族の気持ちにも配慮し，母子が落ち着いたらなるべく早く家族の時間をつくることが必要である．たとえ短時間であっても家族で子どもの誕生を迎えることができたという安心感，喜びにつながり，家族の良い思い出となる．

　1）堀内　勁：帝王切開が育児行動に与える影響．周産期医学，40（10）：1513-1517，2010.

1 新生児の全体像

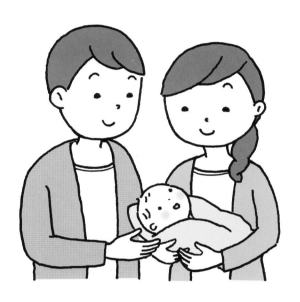

健康状態
- 呼吸・循環動態の急激な変化が起こる
- 子宮内生活から子宮外生活への適応過程で生理機能が大きく変化する
- 妊娠・分娩経過は児の健康状態に影響する

成長・発達
- 子宮内での成長・発達が出生後に影響する
- 成長・発達が著しい

栄養・養護
- 養護者に依存して育つ
- 児の状態に適した栄養が必要である

家族・適応過程
- 相互作用により家族関係が促進する
- 家族と関係を築き，役割に適応していく

生活環境
- 生活環境の影響を受けやすい

2 新生児期のアセスメント項目と診断に必要な視点

アセスメント項目	診断に必要な視点
1.　健康状態	**1）出生直後（2 時間）の状態はどうか** （1）出生直後の状態に影響する因子 　　①妊娠経過（母体合併症，母体の感染症，服薬，妊娠経過中の母体の異常，胎児の発育・ 　　　健康状態） 　　②分娩経過（在胎週数，前期破水・早期破水，母体発熱，CTG 所見，分娩様式， 　　　分娩所要時間など） （2）呼吸・循環動態の確立 　　①アプガースコア 　　②呼吸・循環・体温 （3）奇形，分娩外傷 　　①奇形（大奇形，小奇形） 　　②分娩外傷（形態的・機能的異常，脳神経機能の異常） **2）子宮外生活への適応状態はどうか** （1）呼吸・循環動態 　　①バイタルサイン 　　②皮膚（色，冷感） （2）消化・吸収 　　①排便（初回排便時期，性状，回数，量） 　　②哺乳機能（吸着，吸啜－嚥下－呼吸サイクル） 　　③哺乳状況（初回哺乳時期，種類，量，嘔吐の有無，意欲） （3）水分代謝・腎機能 　　①排尿（初回排尿時期，性状，回数，量） 　　②体重の変化 　　③浮腫 （4）ビリルビン代謝 　　①肉眼的皮膚黄染（発現時期，部位，増強の程度） 　　②経皮的ビリルビン値 　　③血清ビリルビン値 （5）生理的特徴 　　①全身の外観 　　②皮膚（乾燥・落屑，中毒性紅斑，母斑など） 　　③頭部・顔面（産瘤，応形機能など） 　　④頸部 　　⑤胸・腹部（魔乳など） 　　⑥臍帯（乾燥状態，脱落の有無） 　　⑦背部 　　⑧外陰部・肛門（新生児月経，新生児帯下など） 　　⑨四肢 （6）その他

アセスメント項目	診断に必要な視点
2. 成長・発達	**1）身体の発育状態・成熟状態はどうか** （1）身体計測値 　　①身長，体重，頭囲，胸囲 　　②その他 （2）成熟度 　　①在胎週数 　　②身体所見（皮膚，乳腺，耳介，外陰部，爪，面疱，毳毛，胎脂） 　　③デュボヴィッツ法 （3）感覚器官 （4）性別 **2）精神・運動発達状態はどうか** （1）原始反射 （2）姿勢，筋緊張，四肢・全身の動き，顔つき，泣き声 （3）意識レベル（睡眠，活動性，反応・応答性） **3）成長・発達に影響する因子はないか** （1）母体因子・家族歴（遺伝性疾患など） （2）妊娠・分娩経過（母体感染症，子宮内感染・母体発熱，胎児機能不全，新生児仮死など） （3）先天性代謝異常
3. 栄養・養護	**1）栄養状態はどうか** （1）哺乳状態 　　①哺乳機能（吸着，吸啜－嚥下－呼吸サイクル） 　　②哺乳を阻害する因子（児側の因子，母側の因子） （2）授乳状況 　　①哺乳の開始時期 　　②哺乳間隔・回数，哺乳時間 　　③哺乳量 　　④栄養の種類 　　⑤覚醒状態（活気） （3）全身状態 　　①体重の変化 　　②脱水症状（皮膚の弾力性・乾燥，排泄状態，大泉門陥没） **2）適切な養護を受けているか** （1）保温（寝具・衣類による調整） （2）清潔 　　①沐浴，清拭，臍処置 　　②衣類 （3）事故防止 　　①取り違え（母子標識） 　　②安全（感染，熱傷，誤嚥・窒息，転落） （4）母親の養育態度 （5）反応，応答性

アセスメント項目	診断に必要な視点
4．家族・適応過程	1）母子関係はどうか （1）愛着行動（泣く，吸う，目で追うなど） （2）母親の養育行動（児の基本的欲求を満たす行動） 2）父子関係はどうか （1）愛着行動 （2）父親の養育行動 3）家族関係はどうか （1）児の受容 （2）役割の変化 （3）家族の協力体制
5．生活環境	1）入院中の環境は適切か （1）母子同室・異室 （2）室内の清潔・整頓 （3）室温・湿度，照明・採光 2）退院後の環境はどうか （1）生活環境 　①住居環境 　②地域環境

3 正常新生児の看護過程の展開
（早期新生児期のアセスメント）

Ｉちゃん（Ｄさんの児）の紹介

- 母親（Ｄさん）は31歳，初産婦（p.82参照）.
- 午後6時22分，第1前方後頭位で自然分娩で出生.
- 在胎週数39週1日，女児.
- 体重2,930g，身長50cm，頭囲33.5cm，胸囲32.5cm.
- アプガースコア1分後9点（皮膚色），5分後10点.
- 外表奇形や分娩外傷はなし.
- 分娩台上で母親の乳房を上手に吸啜する.

- 出生2時間後より母子同室開始，母親は頻回に直接授乳をしている.

同市内に居住（車で10分）　同市内に居住（車で30分）

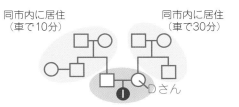

Ｉちゃんのアセスメントから結論まで

アセスメント項目とＩちゃんの情報	Ｉちゃんのアセスメント	アセスメントの結論

1. 健康状態

> **ワンポイント・ウェルネス❶**
>
> 早期新生児は子宮内から子宮外生活への移行に伴い，呼吸・栄養・排泄といった身体機能を開始させ，日々生理的な変化を起こしながら子宮外生活に適応していく．その適応していくプロセスを標準的な指標と照らし合わせると同時に，経日的な経過はどうであるかも判断する．

	出生直後	生後2時間	生後1日目（9時）	生後2日目（9時）
呼吸(/分)	58回，異常呼吸（－）	48回，胸腹式呼吸	48回，異常呼吸（－）	45回
心拍数(/分)	156回，心雑音（－）	144回	120回	122回
体温（℃）	37.0（直腸温）	37.0（皮膚温）	37.2（皮膚温）	36.9℃
排尿	（＋）	（－）	2回	3回
排便	（－）	（＋）（胎便）	2回（胎便）	2回
体重	2,930g		2,850g（－80g）	2,770g（－160g）
哺乳	生後2時間より母子同室，頻回授乳		直接授乳14回/日	直接授乳1〜2時間ごと
皮膚・頭部	右後頭部に産瘤（＋）頭血腫（－）	チアノーゼ（－）	経皮ビリルビン値 4.2mg/dL 胸部・腹部に紅斑（＋）産瘤（－）	経皮ビリルビン値 8.0mg/dL 胸部・腹部に紅斑（＋）産瘤（－）皮膚乾燥（腹部・四肢）臍帯乾燥

アセスメント項目とＩちゃんの情報	Ｉちゃんのアセスメント	アセスメントの結論
1）出生直後（2 時間）の状態はどうか		
・p.129 の表参照 ・妊娠分娩経過は順調 ・自然分娩	・妊娠・分娩経過から，呼吸・循環動態の確立を阻害する因子はみられない	● 子宮外生活適応を阻害するリスク因子はない
・アプガースコア：1 分後 9 点（皮膚色），5 分後 10 点	・アプガースコアは出生直後の新生児の状態を評価する指標で，1 分後値と 5 分後値を評価する．合計が 10 〜 8 点の場合は正常である．Ｉちゃんは 1 分後値，5 分後値ともに正常であり，分娩によるストレスは少ないと考えられる	● 出生直後の呼吸・循環動態への移行は順調である
〈出生直後〉 ・呼吸 58 回 / 分，異常呼吸（−） ・心拍数 156 回 / 分，心雑音（−） ・直腸温 37.0℃		
〈生後 2 時間〉 ・呼吸 48 回 / 分，胸腹式呼吸 ・心拍数 144 回 / 分 ・皮膚温 37.0℃ ・チアノーゼ（−）	・体温は正常で，低体温を起こすことなく経過している．また，出生直後に呼吸障害は認められず，その後も異常呼吸はみられない．よって，呼吸・循環動態の確立は順調である	
・外表奇形なし，異常呼吸・チアノーゼなし，筋緊張良好，原始反射正常，大泉門平坦	・外表上の奇形，呼吸障害，チアノーゼもなく，先天奇形をもつ可能性は低いと考えられる ・形態的，機能的に分娩外傷はみられない	● 外表奇形・分娩外傷はない
2）子宮外生活への適応状態はどうか		
〈生後 1 日目　9 時〉 ・呼吸 48 回 / 分　異常呼吸（−） ・心拍数 120 回 / 分 ・皮膚温 37.2℃ ・体重 2,850 g ・出生後より排尿 2 回，排便 2 回（胎便） ・直接授乳を 14 回 / 日，嘔吐なし ・経皮ビリルビン値 4.2 mg/dL ・胸部・腹部に紅斑がみられる	・新生児の呼吸は 40 〜 60 回 / 分，体温は皮膚温が 36.5 〜 37.5℃である．Ｉちゃんの呼吸・循環状態は安定しており，体温も環境温や衣類の調節で正常範囲内に保たれている．皮膚色も良好である	● 呼吸・循環動態は安定している
	・初回排尿・排便は通常出生後 24 時間以内にみられる．Ｉちゃんも初回排尿は出生時に，初回排便は生後 2 時間でみられた．哺乳は母乳だけであるため，排泄回数は問題ない． ・授乳を開始してから嘔吐はなく，哺乳反射に異常はない	● 消化機能の開始は順調である ● 排泄状態は生後日数に応じている
〈生後 2 日目　9 時〉 ・呼吸 45 回 / 分 ・心拍数 122 回 / 分 ・皮膚温 36.9℃ ・体重 2,770 g ・前日 9 時以降に排尿 3 回，排便 2 回 ・直接授乳を 1 〜 2 時間ごと	・出生後は哺乳量に比べて不感蒸泄量が多いため，生後数日は体重が減少する．体重減少率は成熟新生児では一般に 5 〜 10%であり，生後 7 〜 10 日には出生体重に戻る．Ｉちゃんは，1 日目− 80 g で出生時体重の 2.7%減，2 日目− 160 g で 5.5%減であり，生理的範囲内である	● 体重減少は生理的範囲内である

アセスメント項目とIちゃんの情報	Iちゃんのアセスメント	アセスメントの結論
・顔面の黄染あり ・経皮ビリルビン値 8.0 mg/dL ・頭血腫（－） ・産瘤（－） ・胸部・腹部に紅斑（＋） ・皮膚乾燥（腹部・四肢） ・臍帯は乾燥している	・生後 3 ～ 7 日頃に血中のビリルビン値が上昇し，肉眼的に黄疸がみられる（生理的黄疸）．Iちゃんは経皮的ビリルビン値が生理的範囲内であり，頭血腫や血液型不適合など黄疸の増強因子もなく，哺乳力も良好であるため，今後正常を逸脱する可能性は低いと考えられる	●ビリルビン代謝は正常に行われている
	・出生直後にみられた産瘤は 1 日目には消失し，頭血腫もみられない ・胸腹部の紅斑は中毒性紅斑である．原因は不明だが，皮膚の成熟徴候の 1 つとみなされている ・正期産児の場合，皮膚は生後 2 ～ 3 日ごろには乾燥ぎみとなる．Iちゃんの皮膚の状態は，生後日数に応じた変化である ・臍帯の乾燥状態は良い．今後も清潔を保持し，感染防止に努める必要がある	●頭部・皮膚・臍帯の状態は，生後日数に応じた変化をしている

2．成長・発達

┌─ ワンポイント・ウェルネス❷ ─────────────

新生児の発育は，出生直後の身体計測値を基準に評価していくが，発育の経過は個人差が大きいため，標準的な発育曲線との比較と同時に個人の発育プロセスを判断していくことが大切である．

1）身体の発育状態・成熟状態はどうか

・在胎 39 週 1 日 ・体重 2,930 g，身長 50 cm，頭囲 33.5 cm，胸囲 32.5 cm ・皮下脂肪組織は発達している ・皮膚は淡紅色で弾力性あり，浮腫なし ・毳毛は肩に少しみられる ・胎脂は関節部分に少量 ・大陰唇は小陰唇をほとんど覆っている ・爪は指頭を超える	・在胎週数 39 週 1 日で出生し，正期産児である．出生時の体重は 2,930 g であり，相当体重児（AFD）である ・身体諸計測値は，すべて 10 ～ 90 パーセンタイルであり，子宮内での身体の発育状態は良好である ・外見上の成熟徴候がみられ，在胎週数に見合った成熟度である	●正期産児である ●身体の発育状態は在胎週数に見合っている ●成熟度は在胎週数に見合っている

2）精神・運動発達状態はどうか

・モロー反射左右対称にあり ・吸啜反射，探索反射，把握反射あり ・姿勢は MW 型，筋緊張あり ・手足をよく動かす ・ときおり啼泣がみられる	・原始反射がみられ，筋緊張，姿勢に異常はない．覚醒時の活動性も良好である．中枢神経系の発達に異常はみられない	●中枢神経系の発達に異常はない

アセスメント項目とＩちゃんの情報	Ｉちゃんのアセスメント	アセスメントの結論
3）成長・発達に影響する因子はないか		
・母親　年齢 31 歳 ・母体疾患，感染症なし ・妊娠・分娩経過に異常なし ・自然分娩	・母体の健康状態，妊娠・分娩経過から，子宮外生活への適応過程，成長・発達にマイナスに影響する因子はみられない	● 子宮外生活への適応過程，成長・発達を阻害する因子はない

3．栄養・養護

1）栄養状態はどうか

> **ワンポイント・ウェルネス❸**
>
> 吸啜・嚥下・呼吸が安定したパターンになるには数日を要する．また，初乳は少量だが，新生児の胃の生理的容量に適切な量である．この時期は哺乳量よりも授乳を続けることが大切であり，母親の情緒安定やその後の母乳分泌量の増加につながる．哺乳行動は日々発達していくため，授乳状況や児の健康状態をアセスメントして母乳育児を支援する．

アセスメント項目とＩちゃんの情報	Ｉちゃんのアセスメント	アセスメントの結論
・母子ともに健康状態良好 〈生後 2 日目〉 ・体重 2,770 g ・直接授乳 1 ～ 2 時間ごと，嘔吐なし ・排尿 3 回，排便 2 回 ・大泉門平坦，皮膚乾燥（腹部・四肢），皮膚の弾力あり ・生後 2 時間より母子同室，頻回授乳開始 ・直接授乳時，ぱっちり目をあけ乳房に吸いつく．口が大きく開き，下唇は外向きに開いていることが多いが，巻き込まれているときもある	・「2．成長・発達」のアセスメント（p.131-132）より，成熟状態，身体発育状態は良好であり，哺乳機能は発達している．母子ともに哺乳を阻害する因子はない．生後 2 日目の体重は 5.5% の減少率で，生理的範囲内であり脱水症状もみられない． ・授乳に適した state（覚醒水準）は 3 ～ 5（まどろみ～活動状態）といわれており，Ｉちゃんもそのような状態で哺乳できている ・頻回に直接授乳をしており，排泄も標準的である．浅飲みのときもあるようだが，排泄・皮膚・体重から判断すると必要な哺乳量は摂取できている	● 哺乳を阻害する因子はない ● 母乳栄養である ● 必要量を哺乳できている

2）適切な養護を受けているか

> **ワンポイント・ウェルネス❹**
>
> 新生児は養護者の養護なしでは生きていけない．しかし，児は養育行動をすべて受動的に受けるだけでなく，養護者の養育行動を引き出すための能動的な行動を起こす存在でもある．したがって，養護者の養育行動を判断すると同時に，児の反応や応答性など養育行動を引き出す行動についてもアセスメントする．

アセスメント項目とＩちゃんの情報	Ｉちゃんのアセスメント	アセスメントの結論
〈生後 2 日目〉 ・体温 36.9 ℃ ・毎朝検温後に清拭，臍処置，衣類交換が行われている	・体温は環境温や衣類の調節で正常範囲内に保たれている ・毎朝，清拭，臍処置，衣類交換が行われ，母子同室中も母親によって授乳や啼泣時におむつ交換や汚れた衣類交換などが適切に行われており，清潔を保持するための養護を受けている	● 適切な保温環境である ● 清潔が保持されている

アセスメント項目とIちゃんの情報	Iちゃんのアセスメント	アセスメントの結論
・清潔ケア時に母子標識の有無を確認している ・生後2時間より母子同室開始 ・啼泣時には母親が児の様子を見たり声をかけたりしている．排泄を確認するとおむつ交換している．おむつ交換も慣れてきた様子である．おむつ交換時は手洗いをしている ・母親があやすと泣きやむ	・母子標識の確認や手洗いなど，事故防止対策がとられている ・母子同室を行い，母親により児のニーズはつねに充足されている環境であり，児の愛着行動に対する母親の養育行動は良好である．また，母親の働きかけに対して肯定的な反応を示しており，母親の養育行動を促進している	● 事故防止対策がとられている ● 母親の養育態度は良好である

4．家族・適応過程

> **ワンポイント・ウェルネス❺**
>
> 新生児の外見上のかわいらしさとともに，働きかけに応じてみられる児の反応・応答性が強ければ強いほど，両親や家族の児への愛着は強まり，関係性はスムーズに築かれていく．家族の一員として関係性を築くために，両親や家族の働きかけに対して児がどのような反応を示しているかをアセスメントする．

1）母子関係はどうか

〈妊娠中〉 ・「結婚後早く子どもが欲しいと思っていたので，うれしい」 ・母親学級を4回すべて受講 〈分娩直後〉 ・子どもをしっかりと胸に抱いて，じっと見つめたり触れたりしている ・生後2時間より母子同室開始 〈産褥1日目〉 ・「女の子でうれしい」 ・児の抱き方はまだ不安定であり慣れない手つきだが，笑顔で児に話しかけながら行っている ・児は健康である 〈産褥2日目〉 ・児の抱き方やおむつ交換に慣れてきて，母親があやすと泣き止む ・母親は，授乳後しばらく児を抱き，様子を見ている	・妊娠中や分娩後の反応から，母親は児の受容が良好なことがわかる．生後2時間より母子同室を行い，児の要求に応じ育児を遂行している．養育態度も良好で，母親としての役割行動をとっている．児も母親の声や行動に肯定的に反応していることから，母子関係の形成は順調に進んでいると考えられる．また，母子相互作用により今後も順調に進んでいくと考える	● 母親の児への働きかけは良好である ● 児は母親の働きかけに反応している

アセスメント項目とⅠちゃんの情報	Ⅰちゃんのアセスメント	アセスメントの結論
2）父子関係はどうか		
〈妊娠中〉 ・両親学級を受講 ・「全然実感がわかないがうれしい」 ・「生まれたら子どもの沐浴は自分でやりたい」 〈分娩直後〉 ・そばで母子の様子をじっと見つめている 〈入院中〉 ・仕事帰りに毎日面会に訪れる	・父親は出産に立ち会い，入院中も毎日児の面会に訪れていることから，児と多く接触することを望んでいると思われ，父親の児の受容は順調である ・退院後も沐浴を希望するなど，育児に対して父親として自分にできることを考え，積極的に取り組もうとしている姿勢がうかがえる	● 父親の児の受容は順調である ● 父親は育児に積極的に取り組もうとしている
3）家族関係はどうか		
・父親の実家は車で 10 分，母親の実家は車で 30 分，ともに祖父母は健在 ・「どちらの両親にとっても初孫で，誕生を喜んでいる」と母親が話している	・祖父母も含めて家族全員が児の誕生を喜んでおり，児を家族の一員として受け入れている ・祖父母も健康であり，ともに初孫の誕生を喜んでいることから，家族の協力，サポートが期待できる	● 家族は児を受容している ● 家族の協力，サポートが期待できる

5．生活環境

> **ワンポイント・ウェルネス❻**
>
> 新生児期では，子宮外生活への順調な適応を促すため，基本的ニーズの充足，安全生活環境の調整が重要である．入院中は医療者による水平感染の防止にとくに注意し，退院後は家庭生活における安全・衛生面，社会生活への移行に向けた生活ができる環境であるか，成長・発達を促進する環境であるかなどをアセスメントする．

1）入院中の環境は適切か

〈生後 2 日目〉 ・体温 36.9 ℃ ・毎日，ベッドサイドの環境整備，ベビーベッドの清拭が行われている ・母親は，おむつ交換時は手洗いをしている ・生後 2 時間より母子同室開始 ・室温 25 〜 26 ℃，湿度 50 〜 60 ％に保たれている	・体温は正常範囲で経過しており，環境温は適切に調節されている ・母子同室を行い，部屋の環境整備，ベビーベッドの清潔を保つなど，感染防止への対策が行われている．また，母親も児に接触するときには手洗いを行っていることから，院内感染のリスクは低いと考えられる ・生後 2 時間より母子同室を開始したことから，母親がつねに児のそばにおり，児のニーズは充足される環境である	● 環境温，衛生は適切に保たれている ● 母親によってつねにニーズが充足される環境である

アセスメント項目とＩちゃんの情報	Ｉちゃんのアセスメント	アセスメントの結論
2）退院後の環境はどうか		
・自宅は賃貸一戸建て（3LDK）で，日当たりは良く，緑が多い静かな住宅街である．近くに公園がある ・退院後1か月間は，母方の祖父母宅で生活する予定 ・母方の祖父母宅は一戸建て（4LDK）で，退院後に母子が使用する部屋が確保されている．Ｉちゃんの母親は「赤ちゃん用の布団やお洋服も実家に運んであります」と話している ・祖母は仕事をしていない	・自宅は，児が過ごす部屋が確保できる十分な広さであり，日当たりも良好であることから，適度な保温・採光を期待できる．また，周辺の環境も育児に適している．住居環境は適切である ・母方の祖父母宅にはＩちゃんと母親が生活する部屋があり，母子が過ごせる空間は確保できており，生活の準備もされている．祖母は仕事をしておらず，日中も母子をサポートできる体制である	● 適切な生活環境である ● 退院後の生活の準備は整っている ● 母子をサポートする体制が整っている

✓ Ｉちゃんの看護診断リスト

　Ｉさんの情報に基づくアセスメントとその結論から，看護診断に必要な因子（条件）を p.126 〜 128 の「アセスメント項目」ごとに整理し，各因子（条件）から導き出される看護診断をあげてみましょう．

アセスメント項目	看護診断リスト
健康状態	#1　子宮外生活への適応は順調である **条件**・子宮外生活への適応過程の開始は順調である 　　　・生理的変化は正常範囲内で経過している
成長・発達	#2　子宮内の発育は良好である **条件**・在胎週数に見合った身体発育状態である 　　　・中枢神経系の発達に異常はない 　　　・成長・発達を阻害する因子はない
栄養・養護	#3　成長・発達を促進する栄養・養護を受けている **条件**・必要な栄養を摂取している 　　　・適切な養護を受けている
家族・適応過程	#4　家族の一員として受け入れられている **条件**・母子関係の形成は順調に進んでいる．または，良好な母子相互作用が行われている 　　　・父子関係の形成が始まっている 　　　・家族関係・役割の変化を受け入れている
生活環境	#5　成長・発達を促進する生活環境である **条件**・入院中の環境は適切である 　　　・退院後の生活環境は整っている

📖 子宮外生活への適応過程についての統合図

Iちゃんの看護診断リスト「#1　子宮外生活への適応は順調である」を例に考えてみましょう.

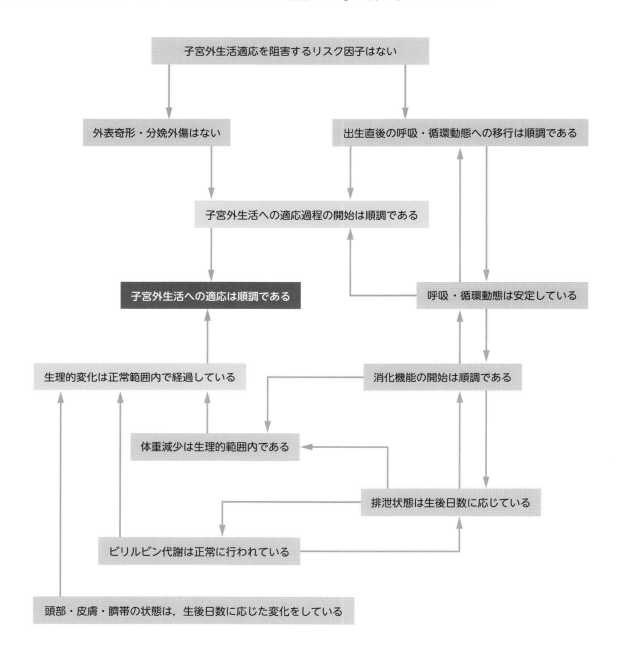

Ｉちゃんへの看護介入

看護診断

以下の条件により「#1　子宮外生活への適応は順調である」
・子宮外生活への適応過程の開始は順調である
・生理的変化は正常範囲内で経過している

短期目標（退院までに期待される結果）

1. 生理的適応が順調に経過する
2. 体重が増加傾向になる
3. 母親が児の子宮外生活への適応過程を観察できる
4. 母子同室時に母親が児の状態に合わせた環境調整ができる

具体的な方法

OP （観察計画）	1）バイタルサイン 2）皮膚の色・状態，四肢末梢の冷感 3）黄疸（皮膚黄染の部位，経皮ビリルビン値） 4）体重の変化（体重計測値，減少率，回復時期） 5）排泄（性状，回数，量，腹部膨満の有無） 6）哺乳回数，哺乳力，哺乳量，哺乳意欲，ポジショニング，ラッチ・オン 7）原始反射，活動性，全身の動き，筋緊張，啼泣の強さ，機嫌，反応・応答性 8）臍の状態（乾燥，出血，脱落） 9）母親の身体回復状態（バイタルサイン，顔色，表情，疲労感） 10）母親の乳房の状態，ポジショニング，ラッチ・オン 11）母親の育児知識，育児技術，働きかけ，養育態度 12）保清の状況（清潔ケア・おむつ交換） 13）環境調整（室温，湿度，衣類・掛け物の調整）
TP （ケア計画）	1）全身の観察，バイタルサインの測定を8時間ごとに行う 2）児の観察は母親と一緒に行い，結果を説明する 3）皮膚温，四肢末梢の冷感を確認し，必要に応じて衣類や掛け物で調節する 4）異常徴候がみられた場合，医師に報告し指示を受ける 5）室温を24〜26℃，湿度を50〜60％に保つ 6）清潔ケア，臍処置，衣類交換を毎日行う 7）適宜訪室し，授乳状況を観察する
EP （教育計画）	1）児の生理的な変化と観察方法について母親に説明する 2）環境調整の必要性，方法を説明する 3）母子の状態により，児の欲求に合わせて授乳を行うよう勧める 4）退院までに母親もしくは家族と一緒に沐浴を実施する

索 引

ウェルネスの視点にもとづく
母性看護過程　第4版　　　　　ISBN978-4-263-71064-7

2005 年 7 月 10 日　第 1 版第 1 刷発行
2009 年 12 月 20 日　第 2 版第 1 刷発行
2017 年 2 月 25 日　第 3 版第 1 刷発行
2024 年 1 月 10 日　第 4 版第 1 刷発行

編著者　太　田　　　操
発行者　白　石　泰　夫

発行所　医歯薬出版株式会社

〒113-8612　東京都文京区本駒込1-7-10
TEL. (03)5395-7618(編集)・7616(販売)
FAX. (03)5395-7609(編集)・8563(販売)
https://www.ishiyaku.co.jp/
郵便振替番号 00190-5-13816

乱丁, 落丁の際はお取り替えいたします　　　　　印刷・あづま堂印刷／製本・榎本製本
© Ishiyaku Publishers, Inc., 2005, 2024. Printed in Japan

本書の複製権・翻訳権・翻案権・上映権・譲渡権・貸与権・公衆送信権（送信可能
化権を含む）・口述権は, 医歯薬出版(株)が保有します.
本書を無断で複製する行為（コピー, スキャン, デジタルデータ化など）は, 「私
的使用のための複製」などの著作権法上の限られた例外を除き禁じられています.
また私的使用に該当する場合であっても, 請負業者等の第三者に依頼し上記の行為
を行うことは違法となります.
JCOPY ＜出版者著作権管理機構 委託出版物＞
本書をコピーやスキャン等により複製される場合は, そのつど事前に出版者著作権
管理機構(電話 03-5244-5088, FAX 03-5244-5089, e-mail : info@jcopy.or.jp)の許諾
を得てください.